Loin des villes, proche des gens

DR. BORÉE

City

À mon homme et à mes parents.
Pour les racines et pour les ailes.

ISBN : 978-2-8246-0170-0
Code Hachette : 50 9637 5

Illustrations intérieures : Wayne (p. 20), Laurel (p. 35 et p. 46), Bambiii (p. 59), Mipou (p. 65), Derek (p. 73), Camomille (p. 84), Gérald Guerlais (p. 93), BlaguiBlago (p. 109 et p. 245), David Gilson (p. 122), le Burp (p. 138 et p. 232), Sess (p. 155 et p. 203), Christophe Achard (p. 188), Boulet (p. 218), Yann Wehrling (p. 252).

Rayon : Document / Témoignage
Collection dirigée par Christian English & Frédéric Thibaud
Catalogue et manuscrits : www.city-editions.com

Dépôt légal : deuxième trimestre 2012

Imprimé en France par France Quercy - Mercuès - N° 20995/

Ni railler, ni pleurer, mais comprendre !

Baruch Spinoza

Préface

Vraiment moins seul

Par Martin Winckler

Soigner, c'est pas de la tarte. D'abord, il faut écouter les autres nous raconter leur vie. En morceaux. Par bribes. Ce qu'ils veulent bien nous en raconter. Et ça n'est pas facile de dire qui on est. Soigner, c'est un travail d'interprète. La musique, c'est le chant des patients.

Et puis, il faut les regarder. Enfin, regarder ce qu'ils veulent bien nous montrer. Et c'est pas facile de se mettre à poil devant un étranger. Soigner, c'est un travail de photographe. Les paysages, c'est le corps des patients

Après, il faut répondre aux questions. Explicites ou implicites. Et donc, parfois, deviner. Soigner, c'est un travail de détective. Le mystère, souvent, même le patient ne le connaît pas.

Autant dire que ça ne se fait pas comme ça.

C'est long, c'est lent, on avance dans le brouillard et on trébuche sans cesse alors qu'on est censé tenir la lampe.

Eh bien, ce boulot pas simple, il y a des gens qui le choisissent. Et, qui plus est, qui choisissent de faire ce qu'il y a de plus difficile : non seulement ils vont soigner, mais ils vont vivre au milieu des gens qu'ils soignent. Dans un village. Et leur adresse est la même que celle de tout le monde : « Le Bourg ».

Ils sont fous, ou quoi, ces types-là (ici, le mot « type » est un terme générique non sexiste. Comme en anglais le mot guy, qui s'applique aussi bien aux femmes qu'aux hommes) ?

Qu'est-ce qui leur prend de vivre la vie des gens, au beau milieu d'eux, et de se mettre à écouter toutes leurs misères ? Qu'est-ce qui leur prend de s'exposer de plein fouet aux injustices, aux abus de pouvoir, au mépris que les habitants du Bourg, peu ou prou, subissent – et particulièrement quand ils sont malades – de la part de leur famille, de leur médecin maltraitant, de leur maison de retraite, de l'administration ? Qu'est-ce qui leur prend de vouloir jouer les redresseurs de torts avec les enfants qu'on ne veut pas vacciner et les prescripteurs de chat aux vieillards qui souffrent ? Ils sont fous, ou quoi ?

Là, la réponse est délicate. Peut-être. Et peut-être pas.

Et la question qui vient ensuite c'est : « Et d'ailleurs, s'ils sont pas fous comment font-ils pour tenir le coup ? »

Et là, la réponse est simple. Ils écrivent. Jaddo, Scarabée la Carabine, le Fils du Dr Sachs, Borée. Ils écrivent et ils donnent à lire.

Ah oui ? Mais ça sert à quoi, d'écrire ? Ça change rien à la vie des gens, ça fait pas avancer le schmilblick. C'est juste un peu de masturbation intellectuelle pour celui ou celle qui le fait. Et pour un qui a la chance de se faire publier un jour, combien y en-a-t-il qui restent dans le silence à accumuler les carnets noircis ?

Oui, certes. On peut voir les choses comme ça. Mais quand même. « A quoi ça sert d'écrire ? » Mmmhh. Ça sert. C'est pas facile de dire à quoi, exactement, parce que ça sert à beaucoup de choses. Et d'abord, à tenir le coup. À ne pas y rester, dans le silence. Parce que, même si on n'est pas beaucoup lu, on est lu, quand même. Surtout aujourd'hui, avec les blogs. Il n'y avait pas de blog, en 1992 quand j'écrivais mon bouquin. Et encore moins en 1983, quand j'exerçais dans le Bourg. J'écrivais sur des cahiers (pour l'ordinateur, il m'a fallu attendre cinq ans). Et je le tapais à la machine moi-même ensuite. Je donnais des trucs à taper (de la doc pour les patients) à ma secrétaire, mais je n'aurais jamais osé lui faire lire ce que j'écrivais sur les patients. Question de discrétion, vous comprenez.

La beauté du blog, c'est que c'est un cahier accessible à toutes et à tous, en toute discrétion. Un cahier dans lequel on peut exploser.

« Ah, oui, c'est ça, ça défoule. Et alors ? A quoi bon ? »

Je n'ai pas de réponse à ça, parce que ça dépend des situations. On sait à peu près à quoi ça sert pour soi : on n'est pas pareil quand on peut écrire, quand on peut maîtriser un semblant de petit peu ce qu'on a vu ou ressenti. On se sent moins... plus...

Enfin, on se sent et on tolère de se sentir. On arrive à se sentir, et à se regarder dans la glace le matin. Et, parfois, on voit que ça sert aussi à quelqu'un d'autre. Aux habitants du Bourg, bien sûr, qui ne nous regardent plus de la même manière quand ils voient qu'on les regarde autrement, qu'on subit moins vivement leur malheur. Qu'on est plus présent, moins à vif, plus rassurant. Parce qu'écrire, au fond, ça nous rassure. Entre autres bienfaits. Et ils le sentent, même s'ils ne nous lisent pas.

Et puis, ça sert aux autres folles, aux autres fous. Si, si, je vous assure. D'ailleurs, Borée, le Fils du Dr Sachs, Jaddo, Scarabée la Carabine, je suis sûr qu'ils s'entrelisent, ça leur permet de pas s'enliser, ça leur fait du bien. Ils se sentent moins seuls, vraiment moins seuls. Et ça, c'est vraiment pas rien.

Je me souviens du jour où je me suis senti vraiment moins seul.

J'étais assis à une table de librairie derrière une pile de bouquins. C'était un roman. Il racontait sensiblement les mêmes choses que le blog de Borée. Il venait de sortir, quelques semaines plus tôt.

Personne n'en avait entendu parler, ou presque. Enfin, si, il y avait eu cinq minutes à France Inter, au journal, quinze jours plus tôt.

Bref, je signais aux deux ou trois copains qui étaient venus (la librairie se trouvait en ville, pas loin du Bourg où j'avais exercé) et je vois entrer trois personnes. Une jeune femme d'une trentaine d'années et un couple qui avait l'air d'être ses parents. Elle vient vers moi, souriante, elle me tend un bouquin tout fatigué, un bouquin identique à ceux de la pile, et elle me dit : « Je l'ai déjà lu, je vous ai entendu à la radio pendant que je faisais une visite à domicile, je suis allé l'acheter et je l'ai lu tout de suite. Voulez-vous me le signer ? »

Ravi (bien sûr), je me mets à écrire de ma belle plume sur la page de garde du bouquin et je la vois qui en prend un autre et qui attend. Quand j'ai terminé, elle me tend le deuxième bouquin et elle dit : « Celui-ci, c'est pour mes parents. Je leur ai prêté le mien mais je tiens à ce qu'ils aient le leur. »

Je me penche sur le deuxième volume, et je l'entends faire un petit bruit d'inspiration, comme les gens du Bourg qui, juste avant de se lever, hésitent à dire la chose qu'ils retiennent depuis qu'ils sont entrés. Je lève la tête.

« … Je peux vous raconter quelque chose ? »

Je lui fais un sourire grand format et avant que j'aie pu ouvrir la bouche, bien sûr, elle se lance :

« J'étais interne, je me spécialisais. On m'a proposé des remplacements dans le cabinet privé d'un des assistants du service. Et la première fois que j'ai fait un remplacement, je me suis dit : "Je ne veux pas faire ça. Je ne veux pas voir des gens qui se ressemblent tous entrer pour me parler toujours des mêmes problèmes. Je vais étouffer. Je vais mourir." Alors, j'ai décidé de faire de la médecine générale. Mes parents (elle se tourne vers eux) n'ont pas compris. Ils pensaient que j'allais être spécialiste et avoir un beau bureau en ville ou à l'hôpital, que je finirais mes consultations le soir, que je ne serais jamais obligée de travailler le dimanche et les jours fériés. Ils m'ont dit : "C'est vraiment ça que tu veux, ma fille, vivre au milieu des gens, aller les voir chez eux, entrer dans leur cuisine et leur chambre à coucher, les recevoir à n'importe quelle heure du jour ou de la nuit ?" Et j'ai répondu "Oui, c'est ça que je veux." Et bien sûr, ils ne comprenaient pas. »

Et là, elle regarde sa mère qui, en souriant, me dit : « C'est vrai, je ne comprenais pas. Et puis, il y a quelques jours (elle désigne le bouquin) elle m'a fait lire le Blog de Borée, et j'ai compris. »

Quoi ? Un lapsus calami ? Pas du tout !

Un bouquin, un blog, c'est pareil.

C'est pas la forme, ni la date, ni même l'auteur qui compte.

C'est le cœur.

Martin Winckler

Sisyphe

Au collège et au lycée, j'aimais tout. Sauf le sport et l'allemand.

Lorsqu'il a fallu savoir quoi faire après le bac, j'ai hésité. Maths sup ? Sciences Po ? Droit ? École d'archi ? Tout me tentait bien. Bizarrement, médecine ne faisait pas partie de mes choix.

Il faut dire que je pensais être plus scientifique que littéraire. Comme j'aimais la biologie encore plus que le reste, j'ai donc fait math sup bio.

Et moi qui n'avais jamais eu de difficultés jusque-là, j'ai rapidement décroché en maths.

Mais je restais persuadé d'être avant tout un scientifique. C'est à cette époque que j'ai lu *Plus grands que l'amour* de Dominique Lapierre.

C'était décidé : je finirai mon année en séchant les cours de maths et j'irai en médecine l'année d'après. Pour faire de la recherche médicale et pour sauver le monde.

Plus les années de fac passaient, plus j'appréciais la richesse des contacts humains et moins les microscopes et les appareils technologiques m'attiraient.

Tous les organes me plaisaient autant et, nouvelle rencontre littéraire, Martin Winckler eut la bonne idée de publier *La Maladie de Sachs* lorsque j'étais en sixième année. Ce serait donc de la médecine générale.

Jusqu'à présent, je n'ai pas regretté ce choix et j'aime mon métier.

Parfois, pourtant, il m'arrive d'avoir la nostalgie de ne pas être avocat ou architecte.

Car la médecine, et plus particulièrement la médecine générale, est un combat perdu d'avance. Nous savons que nous pourrons gagner des batailles, mais que nous finirons toujours par perdre la guerre. Et c'est quand même un peu frustrant.

L'avocat mène ses procès les uns après les autres. Il gagne ou il perd, mais, en tout cas, chacun de ses dossiers a un début et une fin.

L'architecte érige des bâtiments qui, s'il a bien travaillé, lui survivront.

En médecine générale, rien de tout ça. Chaque histoire, chaque cas, chaque pathologie n'est jamais qu'une étape vers l'échéance ultime.

Jamais nous ne pourrons nous asseoir et nous dire : « Voilà, ça y est. J'ai bien bossé, le résultat de mon travail est bon. Je peux fermer ce dossier et passer à un autre. »

Même lorsque nous travaillons bien et aidons un patient à se sortir d'un mauvais pas, nous ne faisons, finalement, que l'aider à franchir une marche supplémentaire sur l'escalier de la vie.

Bien sûr, cette tâche n'est pas sans importance. Il ne s'agit pas de dire que notre travail n'aurait aucun sens. Pourtant, il peut être bien décourageant de voir ainsi une vague succéder à une autre, jusqu'au tsunami qui emportera tout.

Car, en médecine générale, nous ne fermons jamais nos dossiers que dans deux cas : pour passer la main à un autre ou parce que notre patient est décédé. De victoire finale, jamais.

C'est bien là, au demeurant, le destin de chaque être humain, condamné à poursuivre sans relâche son inaccessible étoile.

Le travail ne sera décidément jamais achevé.

Il ne nous reste donc qu'à lire Camus, à reconnaître et à dépasser « l'absurdité du réel ». À nous féliciter de la direction de nos efforts plutôt que d'horizons que nous n'atteindrons jamais. À accompagner la perpétuelle lutte que les forces de la vie mènent contre l'inertie de la mort. À nous satisfaire de nous diriger vers le haut de la montagne en gardant le regard fixé sur un sommet dont nous savons, lucidement, qu'il restera inaccessible.

À accompagner les hommes sur leur chemin, à faire le choix de l'action et à être, aux côtés de nos patients, des Sisyphe heureux.

Sur la mauvaise pente

Gérard et Madeleine sont amoureux. Depuis 70 ans. Après 70 ans, ils sont toujours pas-trop-mauvais pied, bon œil. Et bonne tête. Ils aiment rire, ils aiment boire une coupe de champagne, ils aiment continuer à faire leur foie gras, ils aiment se jeter des petits regards complices.

Gérard est quand même un peu cardiaque sur les bords. Il a eu un double pontage. À 88 ans. Mais si on pouvait me garantir d'être comme lui à son âge, je serais assez d'accord.

Il y a quinze jours, ma secrétaire m'appelle le matin :

— Il faudrait passer voir monsieur Gérard avant vos consultations. Il a du mal à respirer.

À mon arrivée, Gérard et Madeleine sont là tous les deux pour m'accueillir. Ça ne va pas trop mal. Il m'explique que ça fait plusieurs nuits qu'il a de plus en plus de difficultés à respirer, qu'il doit se lever vers cinq heures et que, ensuite, ça va mieux.

Bon, je me dis déjà que c'est une poussée d'insuffisance cardiaque. Qu'on va majorer un peu les diurétiques, peut-être demander une prise de sang et, s'il le faut, avancer la consultation cardio prévue en juin.

— Où est-ce que je peux vous voir ?

— Oh ! Ben, on va aller dans la chambre.

— D'accord.

Nous y allons. Je commence à l'examiner assis au bord du lit sous le regard quand même un peu anxieux de Madeleine.

Et c'est là que j'ai un flash.

Madeleine avait relevé les pieds du lit. Certes, elle avait mis des petites cales sous les pieds, mais elle avait aussi rajouté deux gros oreillers sous le bas du matelas. Au total, les pieds se retrouvaient bien 25 centimètres plus haut que la tête. Elle pensait bien faire.

Et c'est en maniant mon stéthoscope de la main droite, la main gauche cramponnée au bord du lit pour éviter de glisser sur Gérard que je me l'imagine. La nuit. La tête en bas comme un cochon pendu.

Et que je me dis qu'on ne doit quand même pas très bien respirer dans cette position.

On a remis le lit à plat et ça va mieux.

Gérard et Madeleine fêtent leurs noces de platine dans cinq jours. Ils se sont mariés à la Saint-Valentin.

Les mamelles de la médecine

Les gastroentérites m'emmerdent. Sans mauvais jeu de mots.

Et s'il y a une chose qui m'emmerde encore plus que les gastros, ce sont les rhinopharyngites.

Et pourtant... Gastros et rhinos sont les deux mamelles de la médecine générale française.

Dix minutes en prenant son temps et 23 euros dans la caisse, sans se forcer. Pour un truc où on ne sert à rien.

Parce qu'il faut bien le reconnaître : quand votre médecin dit qu'il « soigne » votre gastro/rhino, c'est un escroc. À la limite, il « soigne » votre anxiété, il « soigne » vos indemnités en vous faisant un arrêt de travail, mais, sur le fond, il ne soigne rien du tout[1].

Ce qui vous guérit, ce sont vos propres anticorps à vous, complètement naturels, complètement gratuits, et qui savent très bien se débrouiller comme des grands contre ces maladies virales banales.

Dans le meilleur des cas, ce que vous prescrit votre médecin va – très modérément – calmer des symptômes qui, de toute façon, ne dureraient pas longtemps. Dans le pire, vous aurez droit aux effets indésirables des médicaments et ça ira moins bien.

---

1. Qu'on soit bien d'accord, parce que je connais les arguments : je parle des pathologies « ordinaires » survenant chez des personnes sans facteurs de risques particuliers et d'un interrogatoire téléphonique qui permet en 30 secondes d'éliminer les signes de gravité possibles.

Alors, chaque fois que j'ai une demande de rendez-vous pour une rhinogastro, j'hésite...

Est-ce que je vais donner les quelques consignes de base, rassurer les gens et leur dire que, non, non, ce n'est pas vraiment nécessaire de venir au cabinet, que je peux leur préparer une ordonnance de paracétamol ou d'un autre médicament de confort, qu'ils passeront récupérer et que, si vraiment ça ne va pas mieux dans 48 heures, qu'ils me rappellent et on verra ?

Ou est-ce que je vais leur donner leur rendez-vous en sachant que, pour une fois, ce sera une consultation vite faite bien faite, que, certes, je ne servirai à rien, mais que ça ne se verra pas trop et que, même si je n'en suis pas très fier, ce sera 23 euros facilement gagnés ? Parce que, franchement, si je ne faisais que des consultations de 30 ou 40 minutes, je ne m'en sortirais pas.

Je n'ai toujours pas trouvé comment échapper à cette ambivalence. Je crois que, tant qu'on restera dans un système de paiement à l'acte, je ne pourrai pas.

L'école des cancres

HbA1C du 12/01 à 10,8 %... Glycémies à jeun acceptables : 1,10 à 1,20. 1,40 à 1,90 en journée.En fait, me dit au passage, la bouche en cœur, qu'il ne prend pas le glibenclamide du déjeuner parce que c'est le seul médicament qu'il a à midi et que c'est plus simple comme ça. Il me rend fou[1] *!*

Voilà ce que j'ai écrit dans son dossier.

Ce n'est même pas vraiment vrai. Il n'arrive plus à me rendre fou.

C'est un de mes cancres.

Je les aime bien, mes cancres. Tous des hommes. Tous sympas et bons vivants. Mais comme patients, ils sont vraiment nuls.

Ils sont cardiaques, diabétiques et assez obèses. Parfois, ils continuent à fumer.

Ils veulent bien prendre les médicaments en général. Mais pas toujours.

Quant aux habitudes de vie, ils veulent bien faire des efforts. Un peu. Et pas trop longtemps.

De consultation en consultation, ils me racontent leurs écarts, leurs bonnes bouffes et de quoi les arroser. En toute sincérité et avec le sourire. Même pas besoin de leur demander.

---

1. HbA1C : c'est un dosage qui permet d'évaluer l'équilibre moyen du diabète durant les trois derniers mois. Entre 7 % et 7,5 %, c'est impeccable. Jusqu'à 8 %, c'est moyen. Au-dessus de 8 %, c'est mauvais. 10,8 %, c'est... La glycémie, c'est le niveau de sucre dans le sang : normalement, c'est 1,0 g à jeun. Le glibenclamide est un des médicaments essentiels dans le traitement du diabète. C'est tout sauf un médicament « optionnel ».

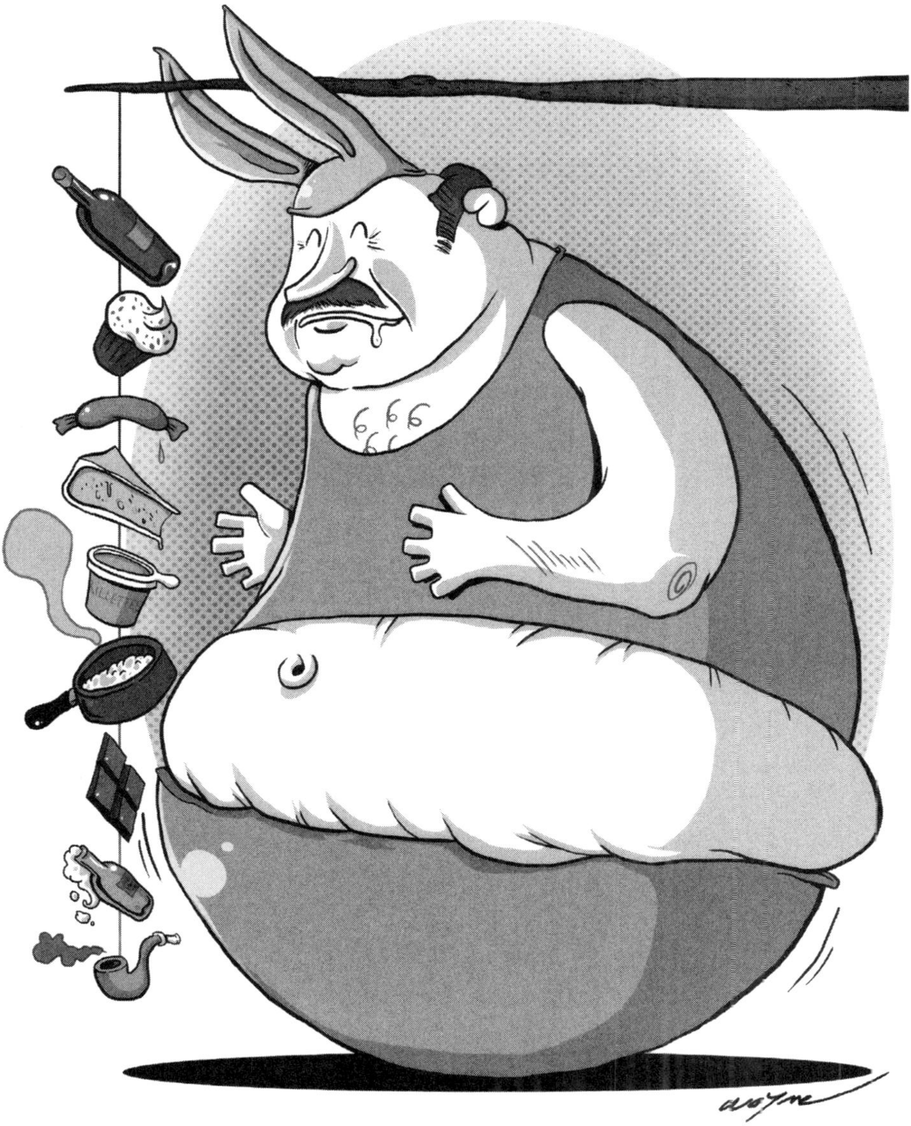

— Ah ! tiens, vous avez encore pris deux kilos ?!

— Oh ! ben, vous savez, on avait les petits-enfants en vacances/c'était les fêtes/je mange des sandwichs sur la route/le midi, je suis au restaurant avec les clients/ma femme, elle sait cuisiner !

Au début, je fais comme j'ai l'habitude : j'explique tout bien, je fais des schémas, des dessins, j'imprime des fiches-conseils, je leur fais faire des enquêtes alimentaires dont les résultats ressemblent aux menus étape d'ici…

Et puis, au bout d'un moment, j'abandonne.

Comme ce sont de gentils cancres, je ne les envoie pas au coin ; je les laisse à leur place. Tant qu'ils se tiennent tranquilles, qu'ils prennent à peu près leurs médicaments, qu'ils font leurs prises de sang, leurs fonds d'œil, j'arrête de les embêter. Je reste basique, et l'ordonnance, c'est pour trois mois. Ça leur va.

Ça m'ennuie quand même un peu. Parce qu'ils sont sympas et que je n'ai pas envie que leur infarctus ou leur AVC survienne trop vite.

Mais vraiment, il y en a, je ne sais pas comment faire. Je n'arrive pas à trouver les bons mots, les bons leviers à activer. Je ne sais même pas s'il y en a, ni si un autre ferait mieux que moi.

Peut-être pas, peut-être qu'il n'y a rien d'autre à faire que de limiter les dégâts en attendant qu'ils aient leur propre déclic.

Ou peut-être que si, que c'est juste moi qui ne sais pas m'y prendre avec eux. Et en fait, c'est ça qui me rend fou.

Lettre à Isabelle

J'ai bien vu que tu n'en menais pas large la première fois qu'on s'est rencontrés.
Ça faisait cinq ans que tu avais ton DIU au cuivre[1] et à peu près autant que tu n'avais plus vu de toubib. Tu avais des règles vraiment pénibles depuis quelques mois. Je t'ai proposé de retirer ce DIU et de t'envoyer faire une échographie avant de remettre un Mirena. Tu étais d'accord.
Tu étais d'accord aussi pour que l'externe qui était en stage chez moi reste pendant l'examen. Ah ! ça, tu n'en menais pas large ! Je t'ai bien dit que tu n'étais pas obligée du tout, mais tu as joué le jeu.
— Il faut bien apprendre !
On s'est revus un mois plus tard pour poser le Mirena. On était seuls cette fois-ci.
J'ai passé l'hystéromètre. Un peu difficilement.
Mais alors pour le DIU... Nada ! J'ai insisté. Tant qu'on y était, je ne voulais pas t'imposer de remettre ça une autre fois. Je devais être rouge et en sueur ; j'étais tellement ennuyé.
— Ça va ? Je ne vous fais quand même pas trop mal ? Je suis vraiment désolé, je n'arrête pas de bloquer.

---

1. DIU est l'acronyme de « dispositif intra-utérin ». En France, on connaît davantage le mot « stérilet », mais il faudrait l'oublier, vu qu'on est les seuls au monde à l'utiliser et que c'est un terme qui avait été imposé par les gynécos réacs pour discréditer les DIU en particulier et la contraception en général. Un DIU ne rend pas stérile ! La plupart des DIU ont pour principe actif un petit fil de cuivre. Le Mirena® remplace le cuivre par un manchon qui délivre de la progestérone pendant cinq ans. Il a comme principale particularité, chez la plupart des femmes, de faire disparaître les règles tant qu'il est en place. Ce qui n'est pas une « ménopause » artificielle puisque les cycles hormonaux naturels continuent à exister.

Sagement, tu me répondais que ça allait, mais je voyais bien que ce n'était quand même pas une partie de plaisir. Et j'ai fini par renoncer avant de merder complètement. C'était la deuxième fois que ça m'arrivait et je n'étais pas fier.
J'ai appelé un gynéco de l'hôpital pour lui demander s'il pouvait prendre le relais au prochain cycle, vu que j'avais lamentablement échoué. Il a essayé de me rassurer en me disant que, parfois, après l'hystéromètre, le col se spasme et qu'on ne peut plus rien faire. Toi, tu es restée calme et souriante.
Je t'ai croisée dans la rue il y a quelques jours. Tu m'as dit que, décidément, toi et le gynéco n'arrêtiez pas de vous rater. Quand ce n'était pas lui qui ne pouvait pas, c'était toi. Et puis, vraiment, 45 kilomètres aller-retour, ça t'embêtait un peu. Et si je voulais bien réessayer, ça t'arrangerait.
Je t'ai dit que, bon..., moi, j'étais d'accord, mais que j'avais un peu la trouille de louper à nouveau.
Mais tu m'as répondu que tu me faisais confiance, qu'il n'y avait pas de raison que ça ne marche pas cette fois-ci. Si vraiment ça n'allait pas, ce ne serait pas grave et, à ce moment-là, tu te déciderais à les faire, les 45 bornes.
On va donc se revoir bientôt. À ton prochain cycle.
Je voulais te faire ce petit mot pour te remercier. Te remercier de cette confiance que tu m'accordes parce que, je le sais bien, offrir comme ça son intimité, ce n'est pas si évident que ça. Cette confiance donnée, ça fait vraiment partie de ce qui me fait aimer ce boulot.
Et puis je voulais aussi te dire que – même si j'essaierai de ne pas trop te le montrer – la prochaine fois, c'est moi qui n'en mènerai pas large.

À l'anglaise

J'avais découvert en lisant *Le Chœur des femmes de Martin Winckler* qu'il était possible de faire la plupart des gestes gynécologiques dans la « posture anglaise ». C'est-à-dire avec la femme allongée sur le côté.

Ça m'avait paru plutôt intéressant parce que, a priori, moins humiliant que la traditionnelle position gynécologique avec le médecin campé entre les cuisses de sa patiente. Premier essai il y a quelques mois. Pour un frottis. Ma patiente a été vraiment patiente pour le coup, et s'est gentiment moquée de moi et de mes hésitations (ben oui, l'anatomie féminine, moi je n'en ai que des notions... techniques). Comme on se connaissait bien, ça allait.

Après quelques autres tentatives, pas très réussies, j'étais finalement revenu à la position traditionnelle. J'ai pensé qu'il valait mieux pour mes patientes avoir un médecin calme, détendu et rassurant, même avec deux pattes en l'air, plutôt qu'un médecin stressé, transpirant et cherchant avec peine leur col de l'utérus.

Heureusement, j'ai la chance d'avoir un ami gynécologue (j'en ai peu, mais j'en ai) qui ne travaille plus qu'« à l'anglaise ». Il m'a fait la gentillesse de m'accueillir une journée à ses côtés. Ses patientes m'ont fait celle d'avoir accepté ma présence.

En fait, c'est super facile ! C'est sensiblement moins confortable pour moi, mais visiblement moins désagréable pour les femmes.

Si vous êtes une patiente, n'hésitez pas à vous renseigner et à demander à votre généraliste ou à votre gynécologue de pratiquer ainsi.

Peut-être qu'il aura une réaction de rejet et qu'il refusera d'en discuter. Peut-être est-il de ces gynécologues qui vous demandent aussi de vous déshabiller intégralement pour faire un frottis et qui, globalement, n'ont pas un très grand respect pour leurs patientes. Voilà éventuellement l'occasion de faire autrement.

Peut-être qu'il vous expliquera que, oui, mais non, qu'il craint de ne pas réussir, qu'il est désolé, mais qu'il préfère rester classique. Si vous vous sentez à l'aise et en confiance avec lui, gardez-le, ce n'est pas bien grave.

Mais peut-être aussi qu'il sera soulagé que vous ayez fait ce premier pas et qu'il sera heureux d'essayer de faire évoluer sa technique grâce à vous.

En médecine, nous sommes bien souvent amenés à faire des gestes désagréables, pénibles ou qui heurtent la pudeur. Parfois, ces actes sont indispensables.

Ces gestes incontournables, douloureux ou gênants, il y en a déjà bien assez. Il n'est vraiment pas nécessaire d'en rajouter quand on peut faire autrement.

***

Merci à Martin Winckler d'avoir écrit *Le Chœur des femmes*, de porter cette exigence de dignité dans le soin et d'avoir pris le temps de répondre à mes questions de débutant.

Merci à mon ami gynécologue pour avoir tenu ce rôle de passeur de savoir.

Et merci à mes patientes qui ont bien voulu jouer le jeu lors de mes premières et hésitantes tentatives.

Polysémie

N. f. Propriété d'un mot ayant plusieurs sens.

Pas besoin d'habiter une mégalopole avec une population multicolore pour avoir des problèmes de langage et de compréhension avec nos patients.

Là où vous vivez, je ne sais pas. Mais dans la ville où j'ai grandi, quand on dit « Je suis fatigué », ça veut dire qu'on est fatigué.

Par là, on signifie généralement à son interlocuteur qu'on manque de sommeil. Parfois, il faut l'entendre comme une fatigue physique, un besoin de récupération. Parfois, enfin, un manque de dynamisme et d'énergie.

Ici, non.

Enfin..., pas toujours.

Ici, la traduction la plus proche possible de « Il est fatigué », ce serait « Il n'est pas bien ».

Admirez la précision.

À vrai dire, ça peut aller de « Il-a-un-petit-coup-de-pompe-mais-rien-de-bien-méchant » à « Il-est-carrément-en-train-de-claboter ».

Quand je me suis installé ici, les premiers temps, si un patient m'annonçait au téléphone qu'il était « fatigué », je ne comprenais pas. Vraiment, ça m'énervait. Je pensais même parfois qu'on se payait carrément ma tête.

Je me souviens d'une garde où on m'avait appelé à trois heures du matin.

— Il faudrait que vous veniez pour mon père.

— Qu'est-ce qui lui arrive ?

— Il est fatigué.

— ...

En pleine nuit..., moi aussi. C'est quoi le problème ?

— Non, mais, vraiment, il est *fatigué* ! Faudrait que vous veniez.

— Bon...

De fait, il l'était. Son cœur avait décidé de danser le slow sur un beat à 30 par minute, et l'homme ne pouvait pas se redresser sans tourner de l'œil. Je l'ai fait hospitaliser.

Depuis, j'ai compris qu'ici, quand on est fatigué, on peut être grippé ou faire un infarctus, être déprimé ou en insuffisance cardiaque aiguë, saoul ou en choc septique.

Ou parfois, mais assez rarement, simplement fatigué.

Révolution !

Longtemps, j'ai cru qu'on ne pouvait vieillir que malade, grabataire, dément[1].

Et que, comme on était malade, grabataire ou dément, on était forcément institutionnalisé.

Mes grands-parents étaient déjà décédés depuis quelques années, et je n'avais de vision des personnes âgées que celle renvoyée par l'hôpital lors de mes stages d'externe et les maisons de retraite pendant les nuits où je travaillais comme infirmier.

Pas très gai, autant dire.

Ce n'est qu'en commençant les remplacements que j'ai réalisé qu'on pouvait aussi avoir 85 ans, vivre chez soi, souvent encore en couple et en pas trop mauvaise santé. Une vraie découverte.

J'ai fait un jour un remplacement sur la côte bretonne. Et c'est au fin fond de la lande, dans un petit hameau, que j'ai fait une visite qui a totalement révolutionné ma façon de voir la vieillesse et comment elle pouvait être vécue.

La secrétaire m'avait prévenu : il fallait actionner le loquet en hauteur, entrer, trouver la vieille dame et laisser l'ordonnance sur le buffet en partant après avoir pris le chèque qui s'y trouverait.

1. Il me semble utile de préciser que le terme « démence » n'a pas du tout le même sens dans le langage médical et dans le langage courant. Dans le langage médical, ce mot évoque une altération des fonctions cognitives (les « fonctions supérieures » ou « nobles » du cerveau). La « démence » relève de la neurologie ou de la gériatrie, pas de la psychiatrie. Parmi les démences les plus connues : la maladie d'Alzheimer et la maladie de Creutzfeld-Jacob.

C'était une très, très vieille dame. Et elle était très, très démente.

Les patients qui ont une maladie d'Alzheimer sont désorientés dans le temps et dans l'espace. Quand on leur demande « Qui est le président de la République ? », ils répondent « Giscard ». Par exemple.

Elle, elle avait une maladie d'Alzheimer extrêmement évoluée et elle ne répondait plus rien du tout : elle était totalement mutique et déambulait tranquillement dans sa demeure comme un petit fantôme en chair et en os.

Parce qu'elle vivait toute seule, la petite dame. Toute seule dans sa grande maison avec son petit jardin.

Les choses étaient bien organisées : les aides-ménagères passaient trois fois par jour, pour la toilette et pour la faire manger. Le fils n'habitait pas trop loin et venait chaque jour. Il avait sécurisé le domicile au mieux.

Le gaz était coupé, les prises électriques, obturées, les seuils, protégés, et tous les coins de meuble étaient rembourrés de mousse collée avec du gros scotch marron. Ça donnait un petit air de maison que les déménageurs allaient bientôt vider.

Je n'ai pas vu le fils, mais j'imagine qu'il avait parfaitement accepté la possibilité que sa mère tombe un jour et se casse la hanche ou la tête. Ou bien qu'elle fasse un infarctus et que ça tourne mal parce qu'elle était incapable d'appeler des secours. Il avait visiblement admis ça et décidé que, malgré tout, ça valait quand même mieux que de la laisser s'éteindre doucement dans la bulle sécurisée – encore que – d'une maison de retraite ou d'un long séjour.

Bien sûr, ce n'est pas toujours possible. Ça nécessite des moyens humains, et souvent financiers, conséquents. Certaines situations médicales sont réellement ingérables. Il faut qu'il y ait un entourage suffisamment présent et disponible. Et il faut que celui-ci ait accepté le risque d'un accident dont il pourrait se sentir fautif. Tout le monde n'en est pas capable.

N'empêche qu'avant cette visite, je n'aurais jamais imaginé qu'une personne atteinte d'une maladie d'Alzheimer puisse être ailleurs que dans une institution. Et alors, seule à domicile ! C'était tout simplement inconcevable.

Merci à cette petite grand-mère bretonne et à sa famille de m'avoir fait découvrir que d'autres solutions étaient possibles.

Tempus fugit

J'ai revu Gérard et Madeleine[1]. Ça ne va pas trop mal. Physiquement.

Gérard n'a pas un sommeil extraordinaire : il ronfle, il s'agite un peu, sa prostate marque les heures.

À côté, Madeleine veille et ne dort pas beaucoup. Elle guette la respiration, les mouvements, les ronflements de Gérard. En fin de visite, elle m'entraîne dans la cave pour me dégoter un pot de confiture qu'elle a faite. Et, pour faire bonne mesure, une terrine des rillettes concoctées par Gérard.

Elle me dit ses nuits blanches :

— Que voulez-vous ? Je sais bien que ça arrivera, à nos âges... Mais vous imaginez ! Si un jour il meurt à côté de moi dans le lit ? Qu'est-ce que je vais faire ?

Et moi, qu'est-ce que je pouvais lui dire ? « Allons, allons, que racontez-vous là ! Vous vous faites des idées » ?

Eh bien, non. Il a 91 ans, il est cardiaque et, objectivement, statistiquement, il risque de mourir bientôt. Demain ? Dans un mois ? L'an prochain ou dans dix ans ? Qui sait ? Mais on est plus près de la fin que du début, ça, c'est sûr.

J'ai essayé de lui dire, à Madeleine, qu'on n'en savait rien. Qu'il n'avait pas de maladie grave pouvant laisser prévoir que ça tournerait vinaigre rapidement. Qu'ils

---

1. Voir « Sur la mauvaise pente ».

pouvaient encore être ensemble pendant des années et que ce serait bien dommage de se gâcher le temps restant en se faisant tout ce souci.

N'empêche.

Je sais bien ce qu'on raconte. Que la mort fait partie de la vie, que c'est comme ça, que ça ne sert à rien d'être triste, et tout le tintouin.

N'empêche.

J'en ai déjà fait des certificats de décès, vu des familles en larmes, j'ai déjà essayé de consoler des veufs, des veuves, des enfants. J'ai appris à garder de la distance avec ça, à me protéger.

N'empêche.

N'empêche que je sais bien que, malgré tout ce qu'on dit, quand on se rend compte qu'il ne reste plus grand-chose dans le sablier, pour ses proches encore plus que pour soi-même, eh bien, on a la trouille.

Et ce sont mes propres angoisses qui se sont soulevées quand Madeleine a évoqué les siennes.

Que pouvais-je lui répondre ?

Chacun cherche...

Plus d'une fois, je me suis dit que, sur certaines ordonnances, j'aurais préféré inscrire Adoption d'un chien – usage quotidien à volonté plutôt que Antidépressor 75 mg 1/j ou que Supertrankil 10 mg 1/2 matin et soir.

Je m'occupe de René.

René a 80 ans et une vieille souffrance dans une jambe. Il y a trois ans, cette douleur était pénible, mais pas vraiment typique d'un beau diagnostic. On avait fait une série d'examens complémentaires : radios, IRM, scintigraphie... et, en dehors d'une hernie discale assez banale, pas trouvé grand-chose à se mettre sous la dent.

Cahin-caha, ça n'allait pas trop mal. Et puis, de toute façon, on parlait surtout d'Émilie qui, elle, avait son compte de soucis.

Il y a deux ans, Émilie a vraiment eu un gros pépin et il a fallu l'hospitaliser.

Le soir même, René m'a appelé : sa douleur était horrible et il n'arrivait plus à se lever. J'ai dû lui faire une ampoule de morphine pour calmer la crise. Et ajouté un comprimé de Supertrankil.

Une semaine après, Émilie est morte.

Et les crises se sont succédé. Les antalgiques de base ne faisaient pas grand-chose. Avec de la morphine en gélule, c'était supportable. De temps en temps, il y avait une « crise » et il fallait venir faire une injection.

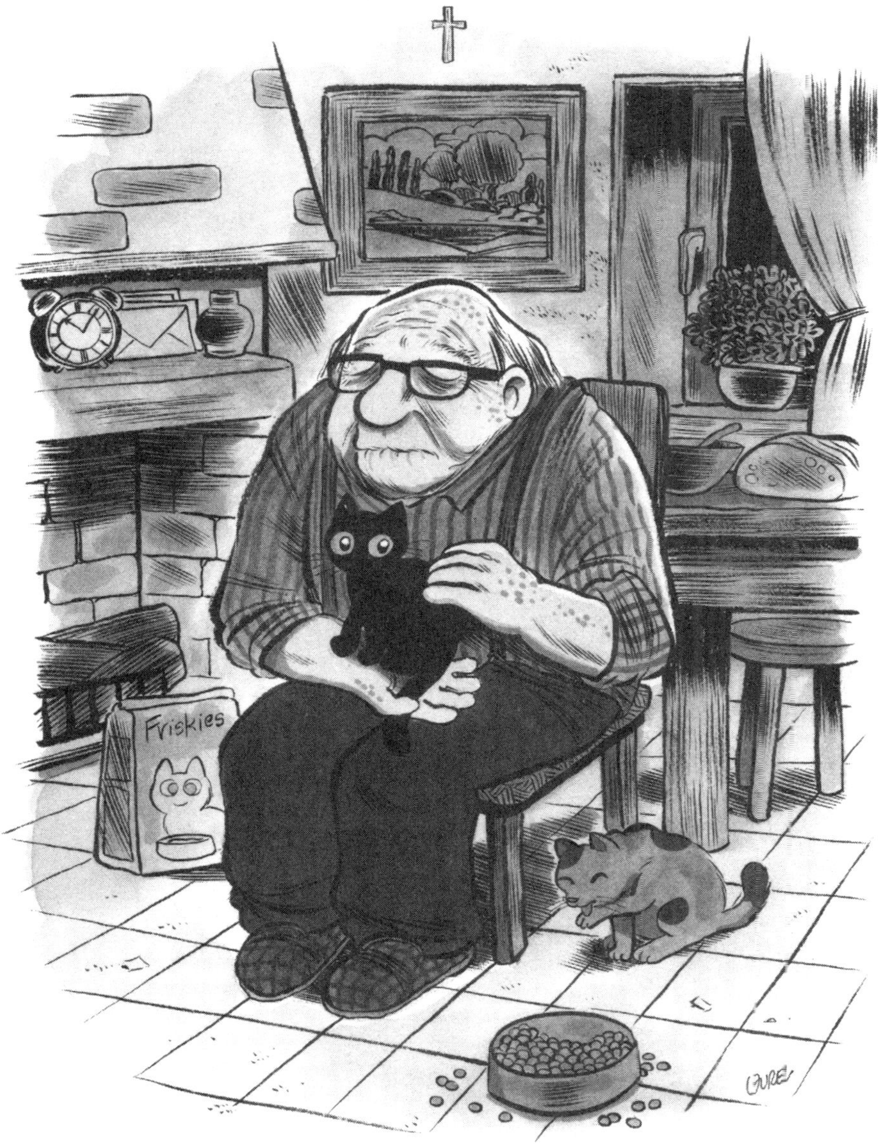
Friskies

J'avais ajouté du Supertrankil en systématique même si je n'aime pas beaucoup ça.

On a refait le point avec le rhumatologue et avec le spécialiste de la douleur. Re-batterie d'examens, sans grands résultats. Infiltrations, pas très efficaces. Essai de Poética 100 mg que le rhumato il adore, qui coûte un bras et que le visiteur du labo doit avoir un discours super convaincant. Bof... Et quand même un peu d'Antidépressor 75 pour l'aider à remonter la pente et pour l'effet sur les douleurs neurologiques.

Avec le temps, ça a fini par se calmer un peu. Les crises sont devenues plus rares, les doses de morphine, plus légères. Mais je le voyais quand même assez régulièrement, René, pour son mal de jambe et pour d'autres bobos. Il y a six mois, une chatte errante a eu la bonne idée de venir faire une portée de chatons dans son tas de bois. Et la mauvaise idée de se faire écraser trois semaines plus tard.

Il n'en voulait pas de chats, René : trop de contraintes. Et puis qui est-ce qui s'en occuperait s'il devait aller à l'hôpital ou bien chez sa fille qui habite en ville ?

Mais, bon, trois minets qui crient famine devant sa véranda, il fallait bien les nourrir. René leur a acheté des croquettes. Il a pu trouver quelqu'un pour en prendre un, mais il en restait deux.

Et finalement, la gamelle est passée de l'extérieur à l'intérieur de la véranda. Pour terminer dans la cuisine.

Le croirez-vous ? Ça fait six mois que je ne vois plus René que pour son renouvellement bimestriel. Il lui faut bien encore du paracétamol, et on n'a toujours pas arrêté l'Antidépressor. Mais le Supertrankil et la morphine, c'est fini.

Ordonnance pour trois mois : adoption d'un chien – usage quotidien, à volonté.

Ligne rouge

Jeunes parents. Premier enfant mort juste après la naissance. Prise en charge visiblement pas optimale. Drame. Mauvaise communication. Méfiance maximale vis-à-vis du milieu médical.

Ils étaient venus me voir avec leur petite fille. La deuxième. Et puis pour eux aussi. Le contact s'était noué sur le mode hard. Surtout qu'ils étaient assez branchés naturopathie. Jusqu'à un certain point, ça ne me posait pas de problèmes. Chaque décision devait être discutée, argumentée, mais, en y allant doucement, on s'était petit à petit apprivoisés.

Ça faisait un bon moment que je ne les avais pas vus, tout se passait bien. Ils reviennent pour une bricole. En ouvrant le dossier de la petite, j'ai une alerte automatique qui s'allume : *rappel DTP.*

— Tiens ! Il va falloir faire le rappel du tétanos.

— Non, nous ne le ferons pas.

— Comment ça ?

— Nous en avons discuté, mon mari et moi : nous ne voulons plus faire aucun vaccin.

Et de m'expliquer toutes les horreurs qu'ils ont pu glaner sur l'internet au sujet de l'industrie pharmaceutique en général et des vaccins en particulier.

Et moi de commencer à exposer tout mon argumentaire destiné aux patients rétifs aux vaccins (je n'y arrive pas trop mal le plus souvent).

J'essaie de leur dire que, bon..., pour l'industrie, je n'ai aucune tendresse non plus, que je m'en méfie, qu'ils savent très bien que je prescris globalement peu de médicaments et presque jamais les dernières nouveautés.

Mais qu'il ne faut pas pour autant tout rejeter en bloc et que les vaccins, avec l'hygiène et les antibiotiques, sont quand même ce qui a révolutionné notre état de santé.

Je leur dis que, même si je ne trouve pas ça très malin et que je tâcherai de les convaincre, s'ils ne souhaitent pas faire le ROR ni l'hépatite B, je ne me fâcherai pas avec eux. Que, pour ce qui les concernait eux-mêmes, s'ils ne voulaient plus se faire vacciner, c'était idiot, mais c'était leur droit.

Par contre, pour un enfant... Primo, c'est illégal. Secundo – et surtout –, c'est irresponsable parce que le tétanos, en vivant à la campagne, il n'y a aucun moyen autre que le vaccin d'écarter complètement le risque. Et que le tétanos, c'est une maladie mortelle.

— Je crois que nous devons nous mettre d'accord que nous ne sommes pas d'accord, me dit-elle.

En général, je garde à peu près mon calme pour gérer mes cancres, mais là, je n'ai plus réussi à rester serein. Je n'ai pas hurlé, mais j'étais en colère. Et du coup, probablement, plus du tout professionnel.

J'ai quand même examiné la gamine pour l'otite pour laquelle ils étaient venus. Rien de bien méchant.

Et je leur ai expliqué que je ne pouvais pas « être d'accord de ne pas être d'accord », qu'en cas d'urgence je serais encore là, mais que, s'ils ne changeaient pas d'avis, il valait mieux qu'ils trouvent un autre médecin. Parce que, sinon, chaque consultation serait à l'avenir une épreuve de force, que je serais toujours en colère et qu'on ne ferait rien de bien ensemble.

J'ai fait l'ordonnance pour l'otite et ils sont partis.

Cette histoire m'a tourneboulé jusqu'au soir et, aujourd'hui encore, je ne sais pas ce que j'aurais dû faire.

Agir comme je l'ai fait en me disant qu'ils n'allaient visiblement pas changer et qu'on ne pourrait rien faire de valable ? Que, à choisir, je préférais ne plus les voir et qu'ils trouvent un confrère qui arriverait à se persuader que ce n'était pas sa responsabilité à lui ? Quitte à les envoyer chez un charlatan en blouse blanche qui leur signerait un certificat de complaisance ?

Ou bien réussir à atteindre la sérénité nécessaire pour accepter de passer là-dessus en me disant qu'il fallait maintenir le lien thérapeutique et que, à la longue, je parviendrais à les convaincre ? Quitte à prendre le risque que la gamine fasse un jour un tétanos et que ce soit moi qui m'en sente responsable ?

Est-ce qu'on peut se permettre d'avoir des lignes rouges ?

Chère Roselyne

2 avril 2010

Permets-moi tout d'abord de te féliciter pour ta reconduction au ministère. C'est là un beau témoignage de la progression de la parité en politique. En effet, quel meilleur exemple que de constater qu'une femme n'a plus besoin d'être compétente pour être considérée à l'égal des hommes ?

Permets-moi aussi, j'espère, ce tutoiement qui se veut bien plus républicain que familier.

Je sais que la campagne de vaccination contre la grippe H1N1 n'a pas été un franc succès et que c'est une croix bien lourde que tu as à porter. C'est pourquoi je suis désolé de devoir te retourner encore le couteau dans la plaie.

Fin janvier, tu nous as enfin autorisés, simples généralistes que nous sommes, à vacciner nos patients. Le geste était sympathique, mais un peu tardif puisque nous savions déjà tous que l'épidémie était terminée depuis quelques semaines. Certes, tu répétais à qui voulait l'entendre qu'on n'était pas vraiment sûr et qu'il pourrait y avoir une deuxième vague..., plus tard, au printemps, à Pâques ou à la Trinité. Les experts et autres relais d'opinion rabâchaient en chœur le message.

On savait bien, nous, qu'il n'y avait pratiquement aucun risque et, de fait, nous n'avons rien vu arriver. Même pas une vaguelette. La plage est restée calme. Aussi, j'ai été bien embêté quand un de mes petits papis de 92 ans s'est présenté le 1er février avec la lettre à en-tête que tu lui avais adressée pour lui annoncer que, ça y était, son tour était venu de se faire vacciner.
Le problème, c'est que c'était un papi très, très gentil, mais également très, très sourd, à qui je dois toujours tout expliquer deux ou trois fois.
Je lui ai dit en hurlant :
— Vous êtes sûr de vouloir vous faire vacciner ? Vous savez, l'épidémie de grippe est terminée cette année.
Et lui de me répondre, en me tendant le bon :
— Mais c'est marqué là que je dois me faire vacciner.
Là, je l'avoue, je n'ai pas voulu prendre les 20 minutes nécessaires pour essayer de lui expliquer, en ruinant mes cordes vocales, la situation et l'inutilité de cette injection. Tenter de lui faire comprendre que celle-ci ne servait probablement à rien, mais que celle qu'on fait chaque année à l'automne servait probablement à quelque chose. Mais qu'on n'était pas vraiment sûr de tout ça. Et que la grippe saisonnière et la H1N1, ce n'était pas vraiment différent, mais que les vaccins n'étaient pas les mêmes...
J'ai été lâche et j'ai abdiqué devant l'en-tête de la République française.
J'ai préféré prendre trois minutes pour traverser la rue et aller chercher une boîte de vaccins à la pharmacie en face.

Et je l'ai injecté.
Comme, à ce moment-là, il n'y avait pas de vaccin à l'unité, je me suis retrouvé avec une boîte de 10 sur les bras.
Aujourd'hui, il m'en reste donc toujours neuf qui seront périmés en août et, vraiment, je ne vois pas ce que j'en ferai.
C'est pourquoi je te renvoie cette boîte. Peut-être y trouveras-tu une utilité ?
Dans le pire des cas, je sais que ça te consolera un peu de penser que c'est neuf doses de vaccins fichues pour les patients, mais pas fichues pour le cours de Novartis.
Et que ça fera quand même neuf doses de plus pour présenter des statistiques un peu moins ridicules aux enquêteurs parlementaires.
Dans l'immédiat, permets-moi de t'adresser, chère Roselyne, mes salutations les plus républicaines.

Glacé

Jacqueline était l'une de mes patientes préférées. Ancienne architecte, à une époque où, pour une femme, elles ne devaient pas être nombreuses. Quatre-vingts ans, encore vive, elle continuait à écrire des articles pour une revue professionnelle.

Un caractère de fer et une santé du même métal, je ne la voyais que de temps en temps, pour des bricoles. Elle n'avait aucun traitement de fond.

Jacqueline est venue me trouver en octobre et j'ai détesté cette consultation.

Elle s'est assise en face de moi : elle était jaune comme un pissenlit. Je lui ai demandé depuis combien de temps.

— Une semaine environ. Je ne l'ai pas remarqué, c'est ma femme de ménage qui était là aujourd'hui et qui l'a vu.

— Vos selles sont normales ?

— Non, pas vraiment, elles sont décolorées.

— Vous avez mal quelque part ?

— Non, aucune douleur.

Pourquoi m'as-tu répondu ça !? Pourquoi ne m'as-tu pas dit que tu avais mal, là sous les côtes, à droite ? Au moins un peu... Que je puisse espérer que ce n'était qu'un bête calcul.

Je n'avais même plus besoin de t'examiner, je connaissais déjà le reste. Ça ne faisait que deux minutes que la consultation avait commencé, mais, de te regarder et de te poser simplement ces deux questions, je savais quel genre de saloperie te dévorait.

Toi, tu étais encore tranquille et sereine, attendant la suite. Moi, j'étais déjà glacé et paniqué, anticipant la fin.

Jacqueline est morte la semaine dernière.

Décalage

Il m'est revenu une histoire concernant René[1] qui nous avait bien amusés.

Parmi ses pérégrinations médicales, je reçois un jour la lettre d'un confrère pneumologue du CHU. Après diverses considérations pneumologiques, ce charmant confrère conclut son courrier en me précisant qu'il s'interroge *sur les fonctions cognitives de M. René et qu'il serait peut-être souhaitable d'envisager un bilan plus poussé auprès de nos confrères gériatres.*

Bref, le pneumologue se demande si René n'est pas en train de commencer une maladie d'Alzheimer.

« Ben, ça... » me dis-je. Il est sûrement déprimé et un peu névrosé, mais je n'ai jamais rien remarqué qui puisse me faire soupçonner une telle possibilité. Aurais-je manqué quelque chose ?

Quelques jours plus tard, je vois René à mon cabinet, et nous discutons de son passage au CHU qui l'a apparemment un peu ébranlé.

Il me raconte...

Avant la consultation en pneumo, il devait aller faire un scanner. Cela fait, la secrétaire de la radio lui remet les clichés et lui dit en substance :

— Voilà. Prenez ça et emportez-les pour aller voir le pneumologue. Bonne journée. Au revoir.

1. Voir « Chacun cherche... »

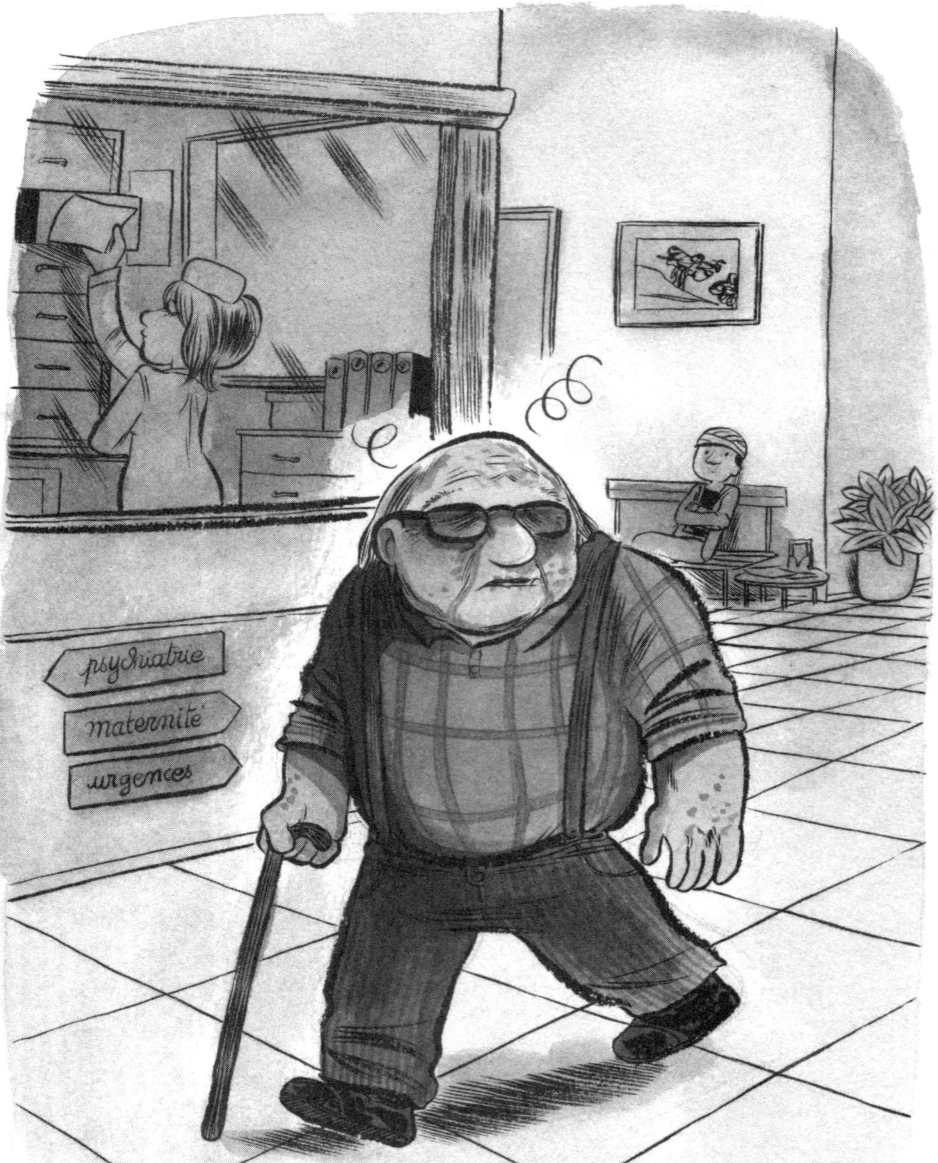
psychiatrie
maternité
urgences
LOUREL

Et René s'est perdu. Dans le CHU. Au lieu de prendre l'ascenseur H, il a pris l'ascenseur G. Il est sorti au septième au lieu du neuvième.

Après avoir tourné à gauche, être descendu de trois étages, remonté de un et avoir pris le troisième couloir à droite, il a quand même fini par arriver en pneumologie. Avec du retard. Il s'est gentiment excusé.

— Je me suis égaré.

Et puis le pneumologue a pris la jolie chemise cartonnée jaune que la secrétaire avait préparée, ajusté ses lunettes, sorti son stylo et, en vérifiant les informations, il a demandé à René :

— Ah ! tiens, il n'y a pas votre adresse, c'est quoi ?

— Eh bien, Le Bourg.

— Oui, mais vous avez bien une adresse, c'est laquelle ?

— Ben..., Le Bourg, je mets toujours « Le Bourg ».

— M'enfin, vous habitez bien dans une rue ! Elle s'appelle comment ?

— Euh..., je ne sais pas.

— Et votre numéro de rue, vous ne le savez pas non plus ?

— Euh..., non.

Et moi d'éclater de rire en imaginant la scène entre René et ce spécialiste apparemment très citadin.

Comme si le fait de se perdre dans les méandres d'un CHU était forcément un signe de désorientation dans l'espace !

Et comme si ne pas savoir le nom de sa rue – et son numéro de porte ! –, c'était nécessairement qu'on l'avait oublié. Parce que, oui, oui, on a toujours un nom de rue dans son adresse. Tout le monde en a un.

Ben non. Quand on habite un patelin comme ici, les rues et les numéros, c'est tout juste bon pour le cadastre. Sur mes ordonnances, mon adresse, c'est aussi « Le Bourg ».

Comme quoi, il n'y a pas besoin d'imaginer des situations très exotiques pour se rendre compte que le soignant peut être trompé par le décalage « culturel » qui peut exister entre sa propre vision et celle de son patient.

En tout cas, ça nous aura bien fait rigoler au moins, René et moi.

In God we trust

J'ai beau exercer au milieu de rien, mes patients viennent des cinq continents.

Bon, ce n'est certainement pas non plus les mêmes nationalités que dans une ZUP : mon seul patient « africain » est un Kenyan… blanc.

Et mon seul patient noir est américain : Marvin.

Je l'ai revu hier à son retour des États-Unis, où il avait passé quatre mois pour régler des affaires. Il voulait faire renouveler son traitement pour la prostate.

Pendant son absence, son épouse était venue me demander une ordonnance pour acheter le médicament ici et le lui envoyer par la poste parce que, là-bas, « *It's much more expensive* ».

« Beaucoup plus cher » ? Mmmouais… J'avais fait la prescription en m'interrogeant s'ils n'allaient pas débourser davantage pour l'affranchissement.

Marvin m'a donc raconté hier que la boîte mensuelle de Tamsulosine qu'il paye quatorze euros ici, il l'avait trouvée aux États-Unis à... 467 dollars.

QUATRE CENT SOIXANTE-SEPT putains de dollars pour un mois de traitement d'un médicament même pas vital !

Je lui ai demandé de m'écrire le chiffre tellement je pensais ne pas bien comprendre.

Il m'a aussi expliqué qu'il y a quelques années, il avait fait une colique néphrétique. Quatre heures d'hospitalisation. Facture : 8000 dollars ! La dernière qu'il a faite ici, ça lui a coûté 23 euros pour moi, une quarantaine pour l'échographie et une quinzaine pour les comprimés. Tout ça remboursé par la Sécu.

Et il a fini avec un de ses frères qui est décédé il y a quelques années faute d'avoir pu payer sa chimio.

Je savais que de plus en plus d'États-Uniens allaient acheter leurs médicaments sur l'internet ou au Canada. J'avais vu l'indispensable *Sicko* de Michael Moore. Mais quand même…

Des différences tellement énormes, je n'arrive pas à ne pas m'en étonner.

Les masses de fric concernées, les lobbies à fond dans le jeu, la puissance des firmes que cela affecte, voilà les montagnes qu'Obama essaie de faire bouger.

En attendant, on comprend mieux l'importance de Dieu dans la culture états-unienne.

Car, confier leur santé à la divine providence, c'est bien la seule chose qui leur soit gratuite.

Salies

Elles arrivaient de la maison de retraite. Trois générations ensemble : la fille, la petite et l'arrière-petite-fille de Robert.

Sous le coup de l'émotion, elles n'avaient pas pris rendez-vous. Ça ne tombait pas trop mal : j'étais dans mes papiers et j'avais le temps.

Robert a 86 ans, du diabète et un drôle de caractère. Je n'ai jamais trop su la part de sa personnalité d'origine, de l'âge et de son ancien alcoolisme.

Il est un peu simplet, mais pas dément. Il sait parfaitement de quoi on parle.

Je ne suis pas un grand fan des neuroleptiques que lui prescrit le psychiatre, mais il faut reconnaître que ça se passe plutôt bien.

Il m'amuse quand je le vois déambuler dans le village et qu'il me salue en levant le bras bien haut. Je me bidonne chaque fois que les aides-soignantes me racontent, en râlant, ses ruses de Sioux pour écumer les chambres des autres pensionnaires et leur piquer des petits gâteaux. Et je rigole dans ma tête quand je lui parle de son diabète, de l'alimentation et qu'il me jure :

— Non, non, docteur, je ne mange RIEN entre les repas !

— Bon, c'est bien, il faut continuer comme ça, hein !

Faut bien reconnaître qu'il est assez porté sur *la chose*, Robert. Il aime bien les dames. Quand il peut flirter avec une qui est d'accord et échanger des bisous, c'est une bonne journée.

Il y a dix jours, l'infirmière de la maison de retraite m'a raconté qu'ils avaient quelques soucis avec lui : on l'avait surpris deux fois dans les toilettes avec des pensionnaires, le pantalon sur les chevilles et la main dans la culotte de la dame.

La sexualité des personnes âgées, surtout dans une maison de retraite, est quelque chose d'assez tabou et qu'on a généralement beaucoup de mal à concevoir. Pourtant, elle existe et il faut la respecter.

Le problème, c'est que Robert choisissait ses « partenaires » parmi les patientes les plus démentes et que, du coup, ça semblait difficile de parler de consentement. Un peu gênant.

Bref, il s'était fait convoquer chez le directeur qui l'avait sermonné et menacé en faisant les gros yeux de ne pas pouvoir le garder.

Moi, on me soumettait le cas, attendant de la médecine une solution miraculeuse.

J'avais répondu que je n'en avais pas. Que, si c'était vraiment nécessaire, on pouvait discuter de médicaments anti-testostérone, mais que ça ne résoudrait peut-être pas tout et que, sur le plan éthique, ce n'était pas si simple.

J'avais proposé qu'on s'accorde un peu de temps et qu'on voie ce que donnerait le sermon du directeur.

Et donc, aujourd'hui, les trois femmes étaient venues lui rendre visite.

Elles sont arrivées directement chez moi juste après, éprouvées, et m'ont demandé mon opinion. Je la leur ai donnée. Je leur ai expliqué les limites d'un éventuel traitement, les problèmes que ça pouvait soulever. Je leur ai surtout dit que je ne voyais pas très bien pour quelle raison on les avait mêlées à ça.

C'est qu'il y avait eu cette aide-soignante pour leur raconter les bêtises du papi en espérant...

En espérant quoi, pauvre idiote ? Que leurs sermons auraient plus d'efficacité que ceux du directeur avec sa grosse voix et son autorité ? Qu'elles apporteraient une solution que personne d'autre n'avait ? Qu'au moins ça allait lui faire la leçon, à ce vieux vicieux ? Qu'en leur mettant ça sur les épaules, ça allait soulager les tiennes ?

Rien ! Ça ne changera rien à la situation de les avoir mêlées à ça.

Sinon qu'au lieu de conserver en mémoire l'image d'un père et d'un grand-père un peu folklorique, gentiment fada et dragueur, elles garderont celle d'un vieux cochon avec le pantalon sur les chevilles.

En quoi est-ce qu'elles méritaient, elles, de se sentir ainsi salies ?

Le monde merveilleux

Germaine était guichetière à la SNCF. Aujourd'hui, elle est retraitée.

Elle est toujours communiste. De ce communisme populaire du temps de l'engagement syndical et des conquêtes sociales. Du temps où on pensait qu'en se serrant les coudes, on ferait bouger les choses et que ça irait mieux demain.

Simple guichetière, elle reste totalement, entièrement dévouée à la SNCF. À mi-chemin entre le corporatisme de fonction publique et le sentiment d'avoir participé à une œuvre au service de tous.

Quand je viens la voir en visite, ça n'y manque pas. Elle me parle de « la maison ».

Comme chaque sou compte, elle épluche ses relevés et appelle régulièrement la SNCF pour râler ou pour comprendre.

Elle est extraordinaire. Elle est convaincue, chaque fois qu'elle téléphone, que la personne à l'autre bout du fil la connaît, elle, personnellement. Elle est persuadée que son interlocuteur me connaît bien aussi, directement, puisqu'il sait que c'est moi qui m'occupe de Germaine et quel traitement je lui prescris.

Pour elle qui a vécu le temps des fiches cartonnées, un téléopérateur avec, sur son écran, la totalité des données qui la concernent, les remboursements qu'elle a eus, le nom de ses médecins, ce n'est tout simplement pas imaginable.

La semaine dernière, elle me disait qu'elle avait discuté avec son fils de son avenir. Elle est en train de se demander si elle ne va pas retourner « chez nous », à la maison de retraite de la SNCF.

Puis elle s'est lancée dans une histoire de remboursement de sept euros qui correspondait d'après elle à deux bouteilles de sirop pour la toux qu'elle avait achetées à la pharmacie.

— Ils ont dû se dire qu'elle était en train de crever, la mère Germaine, à la SNCF !

Et de finir avec le divorce de son fils qui la préoccupe beaucoup.

— Je lui ai dit qu'on avait des bons avocats à la boîte. C'est sûr, si la SNCF s'en mêle, elle f'ra pas la maline, l'autre !

N'a-t-elle pas pu – pas voulu ? –, voir changer les choses ? Le reste du monde a bougé, mais, elle, elle a tenu bon, accrochée à ce qui a fait sa vie. À son monde merveilleux.

D'une certaine façon, moi aussi, ça m'émerveille.

Koplik (signe de)

Il y a des mots comme ça, qu'on apprend bien comme il faut pendant ses années de fac de médecine, le temps de passer les examens. Et puis qu'on oublie.

Qu'on oublie parce qu'on ne les voit jamais véritablement.

Mais il reste toujours, au fin fond du cerveau, des petits reliquats. Des morceaux qui évoquent de vagues souvenirs que ravive parfois le Dr House, mais qu'on ne sait plus vraiment à quoi rattacher ou ce que ça donne réellement. Souvent, ils portent des noms de vieux médecins, du siècle dernier ou de celui d'avant, avec barbe et lorgnon : « signe de Koplik », « signe de Brudzinski », « tétralogie de Fallot », « anneau de Kayser-Fleischer », « granulome de Wegener », « dyspnée de Küssmaul », « signe d'Argyll-Robertson »...

Robin a treize ans. Ses parents sont des bobos intellos. Il est peintre, elle est professeure de piano. Très sympas au demeurant. Pas trop adeptes de médecine, un peu naturopathes, mais pas exagérément et, bien sûr, pas du tout fans de vaccins. Le DTP parce que c'est obligatoire et ça suffira.

À eux aussi, j'ai fait mon couplet sur l'intérêt des vaccins. Bonne discussion, intéressante et interactive, tranquille, mais qui se concluait invariablement par un « On va y réfléchir ». Bon…

J'ai vu Robin la semaine dernière. Une bonne fièvre à 39,5°, vraiment pas en forme, avec le nez qui coule, les yeux rouges et un tableau d'angine. J'ai fait mon strepto-test : négatif. Pas besoin d'antibios ; ils étaient contents.

Et le lendemain, ils m'ont rappelé :

— Il a des boutons !

« Ha ! ha ! » que je me dis. Treize ans, une angine, des boutons : à tous les coups, c'est une mononucléose. Je leur ai demandé de me le ramener pour confirmation de mon super diagnostic.

En effet, il avait des plaques rouges sur le cou et le thorax. Qui ne grattaient pas. Je le réexamine comme il faut : rate non palpable, une auscultation normale, un drôle de petit granité blanc derrière les lèvres, pas de ganglions...

Le père de Robin me dit que, d'ailleurs, un copain de classe a été absent récemment à cause d'une mononucléose.

Je me dis : « T'es trop fort ! »

Je leur dis :

— Bon, ben, voilà, c'est une mononucléose. Robin, tu vas sûrement rester fatigué un petit moment, mais ce n'est pas grave. Les boutons, ça se voit fréquemment dans cette maladie. La seule chose bizarre, c'est que je ne trouve pas de ganglions alors que, d'habitude, il y en a des gros, mais, bon...

Au même moment, Robin a une quinte de toux.

Et je m'arrête. Un flash. Le petit granité blanc derrière les lèvres...

— Euh..., attendez un instant. Je vérifie juste une chose.

J'hésite un peu entre « Kolpik », « Koplik » et « Klopik », finis par taper « Koplik » dans Google.

Koplik (signe de)

Déf. : Il consiste en taches rouges dont le centre est occupé par un point blanc bleuâtre, arrondi, légèrement saillant et ne dépassant jamais un millimètre, apparais-

sant à la face interne des joues. C'est un signe pathognomonique de la rougeole.

Merci, donc, aux parents de Robin d'avoir pensé que la rougeole, ce n'était pas si sérieux que ça et que la vaccination des autres protégerait indirectement leur fiston. Grâce à eux, j'ai vu une pathologie que je croyais ne jamais rencontrer de ma carrière !

Pour rappel, quand même, la rougeole peut être une maladie grave. C'est la troisième cause de mortalité infantile en Afrique après le paludisme et les diarrhées (deux millions de décès par an).

Après avoir presque disparu d'Europe, l'épidémie redémarre. D'abord en Grande-Bretagne et à présent en France en raison de la baisse de la couverture vaccinale. C'est ballot parce que c'est une maladie que l'on pourrait éradiquer vu qu'il n'y a aucun réservoir du virus en dehors de l'être humain.

Sur ce, faut que je vous laisse, je m'en vais réviser les symptômes de la peste, de la lèpre et de la variole.

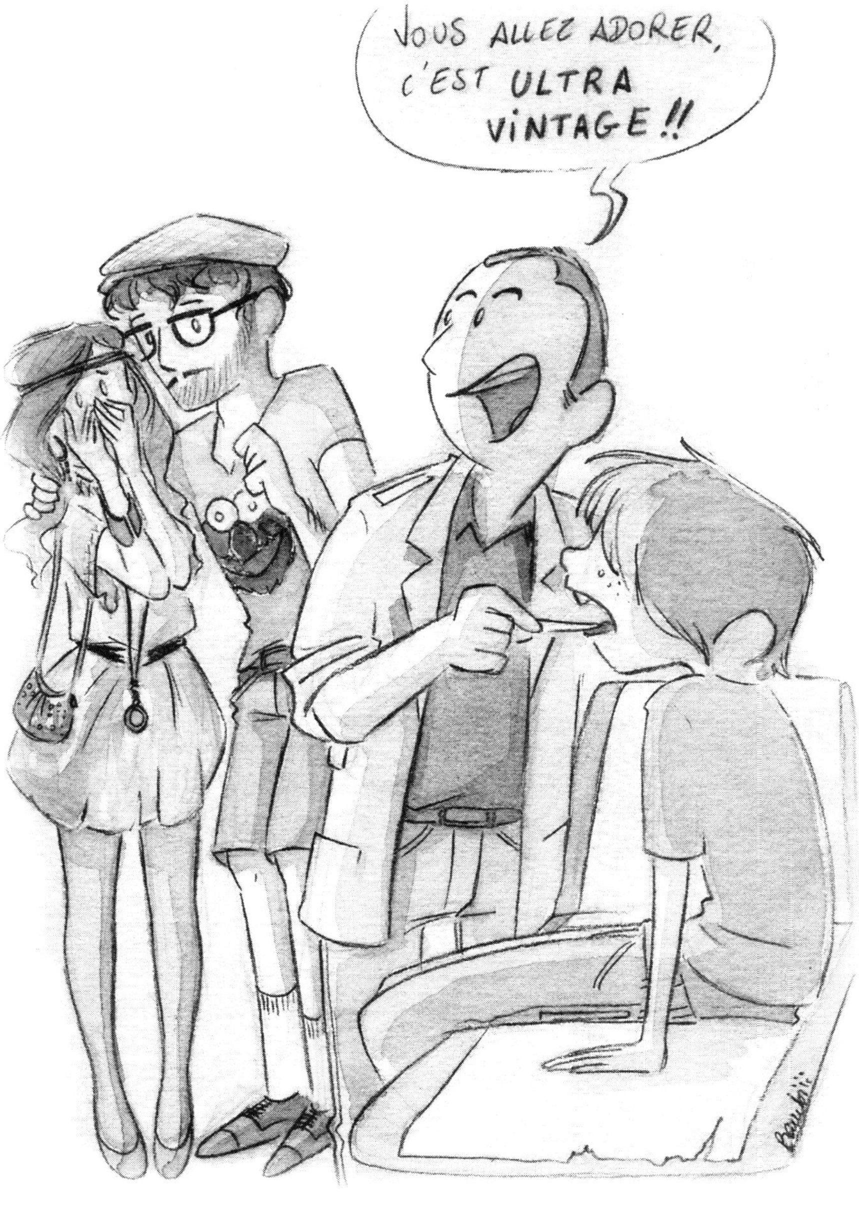
VOUS ALLEZ ADORER, C'EST ULTRA VINTAGE !!

Marche arrière

La première fois que j'ai vu Rose, elle était dans son fauteuil : rien n'allait, elle avait mal partout, 19 de tension et un pouls à 102.

Elle était en manque. Elle venait de décider que son précédent généraliste l'empoisonnait et avait tout arrêté.

Elle n'avait pas vraiment tort.

De fait, Rose est raisonnablement folle, anxio-dépressive chronique, très ambivalente et n'a jamais vraiment réussi à se passer de son petit blanc sec.

Il n'en reste pas moins qu'on lui faisait des ordonnances de compétition. On pouvait y trouver trois Seresta 50 au cours de la journée et SEPT au coucher[1]. Soit dix comprimés par jour quand la posologie maximale officielle est de trois pour les « cas sévères en psychiatrie ».

À côté de ça, un antidépresseur, un « psychostimulant » prescrit dans les « états d'apathie ou de manque d'énergie » (ben oui, avec ça...), plusieurs « phlébotoniques », l'incontournable Tanakan, et d'autres babioles.

Je lui avais expliqué que, en effet, il y avait pas mal de ménage à faire, mais qu'elle ne pouvait pas arrêter tout brutalement comme ça et qu'on allait régler ça tranquillement en faisant passer les infirmières tous les jours. Elle m'avait dit qu'elle acceptait le contrat. Elle avait bien essayé de tricher un peu au début : j'avais fait l'erreur de lui laisser des ordonnances et elle s'était fait emmener à la

1. Il s'agit d'un calmant de la famille des benzodiazépines qui, comme tous ces calmants, expose au risque d'accoutumance.

pharmacie pour récupérer les boîtes et les planquer au fond de son buffet.

— Mais non, docteur, je vous JURE ! Je les ai données aux infirmières ! Quelles menteuses, celles-là !

On ne se refait pas.

N'empêche, petit à petit, nous sommes parvenus à un rythme de croisière. Depuis six mois, les infirmières venaient chaque matin lui remettre le traitement pour la journée. On avait diminué son Seresta par petites touches : un demi-comprimé en moins toutes les quatre semaines pour arriver gentiment à deux fois un par jour.

Elle n'était pas devenue moins névrosée. Mais pas plus non plus. Et son fils la trouvait nettement moins abrutie quand il passait la voir. Il y a dix jours, Rose a été hospitalisée un dimanche par le médecin de garde pour de violents maux de ventre. Diagnostic : constipation.

Et dans la lettre de sortie de l'hôpital (pourtant, c'est un service que j'aime bien), qu'est-ce que je peux lire ? *Devant un état d'énervement marqué, nous avons dû majorer le Seresta 50 à 1 matin, 1 midi, 2 le soir.* Grrrrr...

Vraiment, merci ! Six mois pour faire quatre pas en avant, une semaine pour en faire deux en arrière. Bien sûr, aucun coup de fil durant son hospitalisation au médecin traitant que je suis pour connaître l'état habituel ou l'historique des derniers mois.

Alors, chers amis hospitaliers, je sais bien que vous avez souvent beaucoup de mépris pour la piétaille généraliste. Nous ne sommes probablement pas parfaits et méritons parfois bien des reproches.

Mais quand je vois à l'occasion comment vous pouvez vous-même vous éloigner de toute recommandation officielle et, plus encore, vous écarter du bon sens le plus basique, je me dis que nous gagnerions certainement à tous nous respecter un peu plus.

Et à nous parler davantage.

Responsabilités partagées

À deux reprises, en discutant avec des confrères, je me suis dit que la « responsabilisation des patients » avait bon dos...

La première fois, c'était lors d'un de mes remplacements. Je prenais un café avec l'associé du médecin que je remplaçais. Il se lamentait d'une journée trop calme et me précisait qu'à moins de quinze, vingt patients sur la matinée, c'était ennuyeux à mourir.

Ses consultations duraient entre dix et quinze minutes.

En fait, c'est à peine moins que la consultation moyenne chez un généraliste français : seize minutes.

Je lui ai demandé comment il arrivait à faire pour aller aussi vite, le temps d'interroger le patient, de l'examiner, de préparer l'ordonnance, de l'expliquer et, bien souvent, de prendre certains rendez-vous chez des spécialistes.

Et lui de me répondre :

— Ah ! mais, ça, je ne m'en occupe pas ! Concernant les rendez-vous, je laisse toujours faire le patient. C'est pour le RESPONSABILISER.

Ben, voyons...

Moi, je l'ai quand même un peu soupçonné que ce soit pour gagner du temps. Parce que, franchement, ceux qui savent ce que c'est que de prendre un rendez-vous chez un spécialiste, surtout si c'est à l'hôpital et surtout si c'est dans un CHU, savent combien ça peut être infernal. Alors, quand c'est infernal pour nous qui maîtrisons à peu près les rouages de la machine, on imagine bien ce que ça peut donner pour un petit vieux un peu perdu.

Quant au deuxième épisode, c'était il y a deux ans.

J'ai fait la connaissance d'un couple de retraités qui revenaient au pays depuis leur émigration de la grande ville.

Lui, petit, rond. Et sourd. Elle, maigre, sèche comme un vieux quignon de pain. Et vociférante.

Je découvre leurs dossiers médicaux.

Elle avait déjà eu un bon suivi psy, mais ne prenait plus aucun médicament. À côté de ça, elle avait été opérée d'un goitre et était sous Levothyrox pour compenser. Assez banal.

Comme toute bonne patiente d'une grande ville, elle se faisait suivre depuis dix ans par un endocrinologue pour équilibrer son traitement. Ce qu'un modeste généraliste est bien sûr à peine capable de faire.

En entrant dans les détails, je découvre qu'elle prenait 150 µg en été et 200 µg en hiver. Ah ! ben déjà, c'est moins banal, le traitement saisonnier.

Et puis surtout, je réalise que son super-spécialiste-endocrinologue-de-la-ville, ça fait dix ans qu'il la surdose et la maintient en hyperthyroïdie avec une TSH indosable. « Pour mieux la contrôler », qu'il disait apparemment.

Je le jure : j'ai passé presque deux heures sur trois consultations à négocier, à expliquer que c'était n'importe quoi et qu'à ce rythme-là on allait lui bousiller le cœur très vite. J'ai appelé deux endocrinologues différents, avec le haut-parleur, pour la convaincre. Et j'ai fini par y arriver. Elle a accepté de revenir à un dosage plus classique.

Deux mois plus tard, elle avait pris cinq kilos et se

trouvait énorme. Je lui ai dit que ce n'était pas surprenant, qu'on avait juste retrouvé une situation normale et que c'était avant qu'on l'avait artificiellement fait maigrir.

Encore deux mois, et elle n'avait pas pris plus de poids sur ma balance, mais elle se trouvait encore plus énormément énorme, me suppliant de revenir à son ancien traitement. Je suis resté ferme et j'ai réexpliqué.

Encore deux mois, et elle avait changé de médecin. Je l'ai appris par son mari que je vois toujours et qui a l'air de déguster.

Un jour que j'avais au téléphone le nouveau médecin traitant, ça a été plus fort que moi, je lui ai demandé :

— Tu l'as remise sous son ancien traitement, celui de l'endocrinologue ?

— Ben oui. Je lui ai dit que ce n'était pas bien, mais elle me le réclamait.

— Et tu as quand même conscience qu'elle n'est vraiment pas très nette sur le plan psychiatrique ?

— Oh oui ! Mais moi je pense que les patients doivent prendre leurs R-E-S-P-O-N-S-A-B-I-L-I-T-É-S. Ces gens-là, ils doivent aller au bout de leur démarche.

Eh bien, cette histoire de « responsabilité des patients », on ne m'ôtera pas de l'idée que ce n'est parfois rien d'autre qu'une bonne excuse pour ne pas assumer les nôtres. De responsabilités.

Fan-club

J'ai un fan-club. Ce sont les personnes âgées du village qui habitent autour du cabinet. Une bonne petite bande qui a été parmi mes premiers patients.

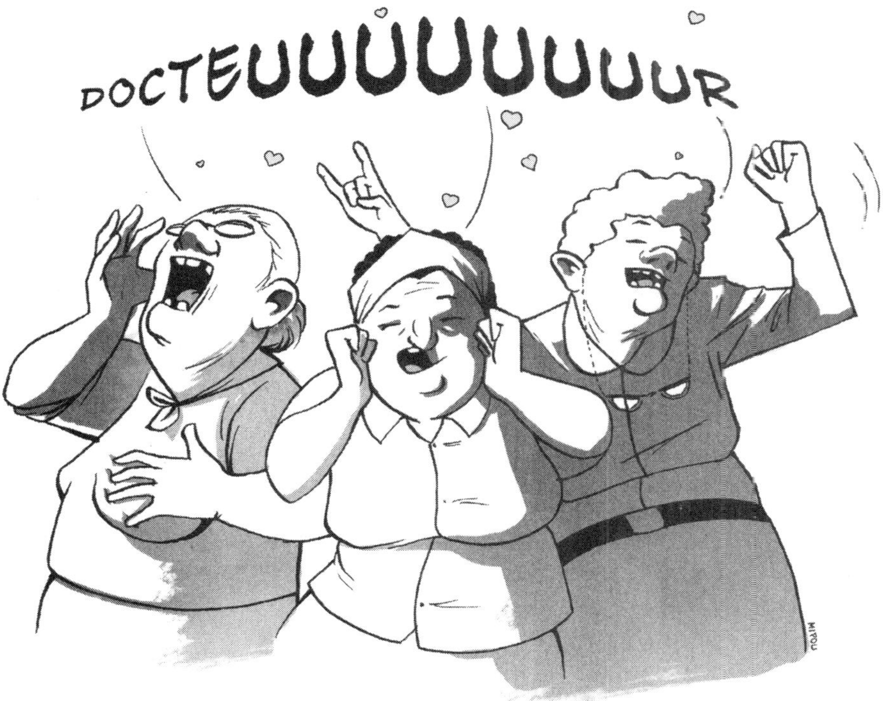

Parmi les membres du club, je peux compter sur René[1], Gérard et Madeleine[2]. Et surtout des femmes, veuves pour la plupart.

Une laitue par-ci, des tomates par-là, une boîte de foie gras ou quelques œufs… On me gâte.

Il y a en particulier Germaine, Charlotte et Simone. C'est le trio de choc de mon fan-club. Ma garde prétorienne.

Gentilles comme tout. Grands sourires, bras levés, elles me croisent souvent dehors. Parfois au café, parfois alignées sur le banc en face du cabinet. Elles sont presque toujours fourrées ensemble.

Et parfois, en consultation, il y en a une qui se lâche :

— Oh ! vous savez, Germaine ! Cette grosse tourte...

— J'étais avec Simone, vous ne lui direz rien, hein ? Parce qu'alors... Elle est gentille, n'est-ce pas ? Mais qu'est-ce qu'elle cause !

J'adore !

1. Voir « Chacun cherche… », « Décalage ».
2. Voir « Sur la mauvaise pente », « Tempus fugit ».

Toile cirée

Je limite beaucoup les visites à domicile. J'ai eu de la chance : lorsque je suis arrivé, les confrères du secteur s'étaient déjà mis d'accord pour éviter les passages non justifiés. Du coup, ça a été assez facile pour moi. Si je ne compte pas la maison de retraite, je ne fais pas plus de quatre ou cinq visites par semaine, regroupées sur un après-midi.

Il faut dire que le canton fait 25 kilomètres de diamètre et ça deviendrait vite infernal. Le temps de faire le trajet, d'examiner le patient, de préparer les ordonnances – même si j'en imprime l'essentiel avant de partir en tournée –, une visite c'est au bas mot quarante minutes, parfois davantage. Je ne sais pas comment font les confrères qui arrivent à en faire dix ou douze sur un après-midi.

Enfin, bref, j'en limite au maximum le nombre, même si ce n'est pas un exercice désagréable. Presque un petit voyage qui me sort de la routine du cabinet.

Et il y a des visites qui me font carrément plaisir.

C'est le cas de celles chez Antoinette.

Antoinette, je l'ai rencontrée pour la première fois alors que j'étais de garde il y a quatre ans. Sa petite-fille me l'avait amenée.

Rien de trop grave, la plupart des problèmes étaient rentrés dans l'ordre après avoir viré quelques médicaments qui ne faisaient pas bon ménage. On avait continué notre route ensemble.

Au début, je la voyais au cabinet, mais les années commencent à être nombreuses, et la santé d'Antoinette reste très précaire.

Je l'ai pourtant toujours connue de bonne humeur. Lorsqu'elle a mal, elle me dit « J'ai mal » en souriant et avec l'air de s'excuser.

Quand d'autres patients sont continuellement à se plaindre, pour elle, « ça va » toujours, même quand ça ne va pas.

Il faut croire que c'est de famille. Sa petite-fille est pareille, perpétuellement calme, douce et aimable, même quand c'est galère. Même quand son mari est parti en la laissant. Seule avec la grand-mère et avec leur petit bout handicapé.

Qu'est-ce que j'aime quand je dois y aller ! Là-bas, au bout du petit chemin goudronné.

Je me gare dans l'herbe devant la vieille maison en pierre, je sors ma sacoche du coffre. Je passe les clapiers et l'enclos des poules, des nègres-soies à la tête ébouriffée. Je toque à la porte vitrée avant de la pousser. Le plafond est bas, fait de poutres de bois clair, aussi antiques que le sol en pisé. C'est un peu le bazar : il y a des ustensiles, des meubles, quelques bibelots qui traînent et, pourtant, tout sent le propre.

Antoinette est généralement assise à la table de la cuisine. Alors que je me dirige vers elle, parfois, le vieux molosse de la maison vient me saluer et renifler mes bas de pantalon. Le plus souvent, il reste à ronfler dans son panier.

La petite-fille d'Antoinette m'accueille. De temps en temps, il y a une amie ou une cousine qui est avec elle, pour casser des noix, équeuter des haricots ou préparer de la pâtisserie sur la toile cirée. En hiver, le poêle renvoie une douce chaleur.

Elle me dit s'il y a quelque chose de particulier concernant sa grand-mère. Pleine d'attention, elle reste toujours précise et brève. Quand elle me signale un problème, je sais qu'il faut que je m'y arrête.

Pendant que j'examine Antoinette qui me sourit, sa petite-fille reprend ses occupations.

Elles ont eu plus que leur lot de soucis, de difficultés, de galères et, pourtant, tout dans cette maison respire le calme et l'amour.

Qu'est-ce que j'aime quand je dois y aller !

Faiseur de miracles

J'ai déjà parlé des pathologies qui m'ennuient[1]. Il y en a une par contre que j'adore : le coma hypoglycémique[2].

Voici la martingale de la médecine générale.

C'est l'urgence qui vous permet, à tous les coups, de vous hisser au rang de Gregory House ou de David Copperfield.

Le 15 m'a appelé ce matin pour une mamie que je ne connaissais pas : diabétique sous insuline et en coma hypoglycémique.

De l'adrénaline à bon compte !

Je fonce jusqu'au village voisin. En plus des ambulanciers qui étaient déjà sur place, il y a toute la famille réunie autour du lit de Mme Hippo. Visages graves, affolement.

Il faut dire qu'elle a mauvaise mine, Mme Hippo. Couchée sur le côté, la bouche pendante, la respiration lourde, elle ne réagit plus du tout. Les ambulanciers ont sorti tout leur matériel : scope, tensiomètre, masque à oxygène...

— Le Glasgow est à sept et le dextro à 0,28[3] !

---

1. Voir « Les mamelles de la médecine ».
2. Normalement, le taux de sucre dans le sang est autour de 1,0 gramme. En dessous de 0,90, on commence à avoir faim. À partir de 0,70, on n'est franchement pas très bien. À 0,50, on commence à perdre conscience. En dessous de 0,30, c'est le bon vrai coma.
3. Le score de Glasgow est une échelle permettant d'évaluer l'état de conscience. Il va de 3 (coma profond) à 15 (personne parfaitement consciente). Quant au « dextro », c'est la mesure de la glycémie (le taux de sucre dans le sang) qu'on fait au bout du doigt.

Je sors ma boîte de seringues et une ampoule de sérum glucosé. Je regarde le bras de Mme Hippo et avise une veine qui a l'air assez accueillante. Ouf !

Je maintiens le bras d'une main, tiens la seringue de l'autre, attrape le capuchon de l'aiguille avec les dents (je sais, j'ai aussi mes petites coquetteries) et injecte mon soluté.

Le temps de ranger le garrot et de mettre un pansement, je commence à appeler, penché au-dessus d'elle.

— Ouh ! ouh ! Mme Hippo, vous êtes là ?

Un grognement, une paupière qui s'ouvre.

Au bout de dix secondes, le bras de Mme Hippo décolle du lit, monte lentement à la verticale, finit par attraper ma nuque. En même temps qu'il abaisse ma tête, celle de Mme Hippo se hisse tout doucement...

Et on entend un bisou claquer sur ma joue !

Relâchement, éclats de rire de la famille.

— Ha ! ha ! Il y a quoi dans vos seringues ???

Je suis vraiment trop, trop fort.

À tous les coups, je vous dis !

Y a pas de miracle

Visite de routine à la maison de retraite. Je vais voir l'infirmière, une nouvelle ici, mais pas un perdreau de l'année.

— Bonjour, pas de soucis particuliers ?

— Ah si ! Madame Yvette, la nouvelle pensionnaire, c'est bien une patiente à vous ?!? Ça ne va PAS DU TOUT !

— Ah ?

— Elle n'arrête pas de déambuler. Partout ! Elle ne reste pas en place. Même à table, elle se lève sans arrêt ! Il faut faire quelque chose !

— Euh..., ben..., oui, certes, elle est démente[1], mais pas grabataire. Alors, c'est sûr, elle déambule. Et puis, elle vient juste d'arriver ; elle a besoin de se faire de nouveaux repères. Je comprends que ça ne doit pas être trop facile à gérer, mais je ne vois pas trop quoi faire. Vous avez une idée, vous ?

— Ah ! mais non, c'est à vous de voir, hein ! Mais il faut faire QUELQUE CHOSE !

— Vous voulez que je l'assomme avec des médicaments ?

— Ah ! non, quand même pas.

— Vous voulez que je fasse une prescription pour qu'on l'attache ?

— Ah ! mais non !

1. Pour la notion médicale de démence, voir « Révolution ».

— Vous suggérez quoi alors ?
— Mais, je ne sais pas, moi, je ne suis pas médecin !
— Ben, moi, je ne suis pas le bon Dieu.

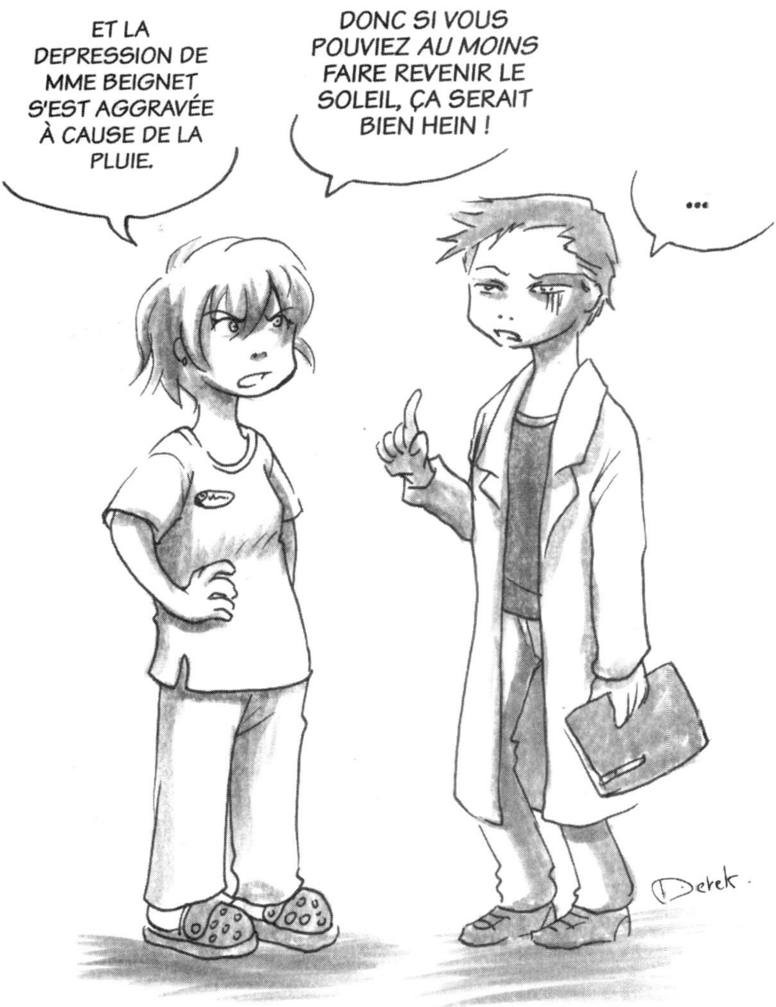
ET LA DEPRESSION DE MME BEIGNET S'EST AGGRAVÉE À CAUSE DE LA PLUIE.
DONC SI VOUS POUVIEZ AU MOINS FAIRE REVENIR LE SOLEIL, ÇA SERAIT BIEN HEIN !
...
Derek

Anormale normalité

— Allo, docteur ? Vous avez vu les résultats de ma prise de sang ?
— Oui, tout est bien, sinon, je vous aurais téléphoné.
— Ah ? Mais il y a plusieurs petites étoiles.

— Cent quarante-cinq de tension ?!? Mais ce n'est pas trop ?
— Oh ! ben non, pas vraiment. Toutes les autres fois, vous aviez 120 ou 130, on ne va pas s'affoler.

Le français est une belle langue. Mais il contient son lot de pièges et de faux-amis. Surtout lorsque l'on mélange le langage commun et des vocabulaires spécifiques.

C'est le cas de la notion de « norme » et de « normale ».

Si vous avez déjà regardé une feuille de compte rendu de prise de sang, vous avez vu qu'il y a le résultat de l'analyse et, généralement, des « valeurs de référence » avec une borne inférieure et une borne supérieure (ou, parfois, seulement une des deux). Ce qui donne quelque chose du genre :

Glycémie : 1,05 g/l (valeurs de référence 0,82 – 1,15).

Bien souvent, l'ordinateur du laboratoire inscrit en gras ou avec un petit astérisque les résultats qui sont en dehors de ces valeurs de référence. Comment ces « valeurs de référence » sont-elles déterminées ? Et que signifient-elles ?

Prenons un exemple simple à comprendre. Quelle est la taille « normale » des hommes en France ? Comment la définir ? En fait, c'est assez facile.

On va prendre au hasard 1000 hommes a priori en bonne santé et on va les mesurer. Une fois que l'on aura répertorié toutes les tailles, on va les mettre dans un tableau et on pourra même faire une courbe. Il y a de grandes chances que cette courbe ressemble à ça :

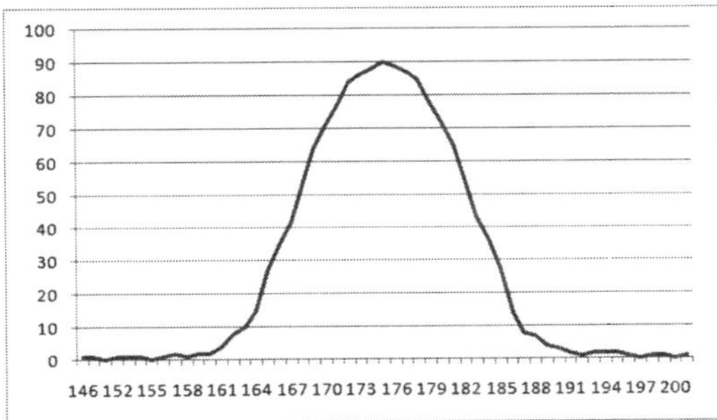

C'est ce qu'on appelle une « courbe de Gauss » ou « courbe normale » ou, plus prosaïquement, une « courbe en cloche ». On voit que, parmi ces 1000 hommes, il y en a quelques-uns qui sont vraiment petits, d'autres vraiment grands, et qu'il y en a beaucoup autour de valeurs moyennes. Bon. Et, donc, c'est quoi la norme ?

Eh bien, *par convention* (et il est très important de comprendre qu'on parle d'une convention arbitraire), on va enlever les 2,5 % les plus petits (par exemple, qui mesurent moins de 1 m 65) et les 2,5 % les plus grands (par exemple, qui mesurent plus de 1 m 85) et on va dire que la « norme », ce sont les 95 % qui sont entre ces deux bornes.

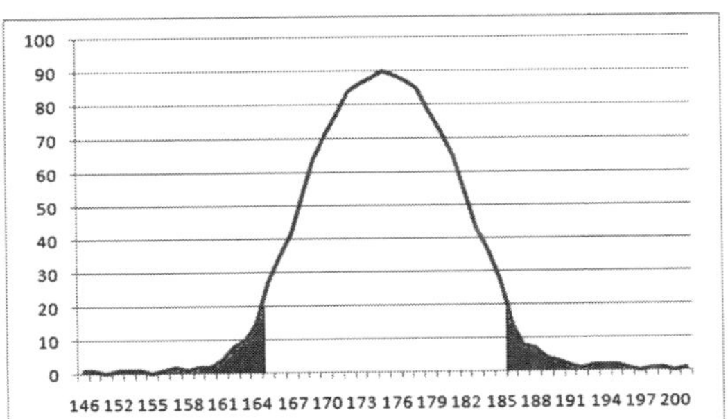

Voilà. Pour toutes les données biologiques, le raisonnement est le même et on aura toujours une courbe de répartition de ce type (plus « pointue » ou plus étalée selon qu'il s'agit d'une valeur plus ou moins finement régulée par l'organisme).

Ce raisonnement peut s'appliquer dans bien d'autres domaines, d'ailleurs. En météorologie, par exemple.

Et donc ?

Est-ce que cela signifie que, si l'on mesure 1 m 64 ou 1 m 89, on est « anormal » ou, pire encore, « malade » ? Non, certainement pas. À la limite, on peut simplement dire que l'on est « hors norme ».

Si on est vraiment très loin de la norme, que l'on mesure 1 m 20 ou 2 m 10, c'est qu'il y a peut-être un problème.

Si l'on mesure 1 mètre 91 *et* que l'on a le crâne chauve, des canines qui dépassent, des oreilles pointues et qu'on dort dans une crypte, il y a assurément un problème.

Mais, encore une fois, dans la majorité des cas, avoir simplement, de manière isolée, un chiffre légèrement en dehors des « valeurs de référence » ne signifie rien de pathologique.

Mieux.

Par définition, la « norme », ce sont les 95 % qui sont autour de la moyenne. A contrario, cela veut donc dire que, pour une valeur donnée, 5 % des personnes en bonne santé sont « hors norme ».

Si l'on fait un bilan biologique à rallonge avec, par exemple, 30 ou 40 lignes de résultats, il est très probable que, par le jeu du hasard, il y ait deux ou trois chiffres qui tombent en dehors des clous. Ce sera pourtant le seul fait des statistiques et des probabilités.

Donc, non, quelques astérisques sur votre compte rendu de prise de sang ne veulent pas dire que vous êtes malade.

Et c'est une nouvelle occasion de répéter que les bilans biologiques pêche-au-chalut, quand on ne sait pas vraiment ce qu'on cherche, c'est une mauvaise idée. Que c'est bien souvent ouvrir une boîte de Pandore au fond de laquelle, plutôt que l'espérance, on ne trouvera que l'inquiétude inutile.

Dernier détail.

Il existe un phénomène que l'on appelle « régression à la moyenne ».

La plupart des valeurs biologiques présentent des fluctuations dans le temps. Il est très possible que, occasionnellement, elles « dépassent les bornes ».

— Cent quarante-cinq de tension ?!? Mais ce n'est pas trop ?

Il est en effet possible que ce chiffre « anormal » soit annonciateur d'une vraie hypertension artérielle, que les mesures suivantes soient elles aussi pathologiques et qu'il faille démarrer un traitement.

Mais, statistiquement, le plus probable, c'est qu'il s'agisse d'une simple oscillation autour du « vrai chiffre » du patient qui est représenté par la moyenne de toutes les mesures. Il y a donc de grandes chances, dans cet exemple, que les valeurs suivantes seront à nouveau dans la zone normale.

Dans ce genre de situation, pas besoin de s'affoler. Plutôt que d'aller consulter un médecin stressé et stressant qui va dégainer immédiatement un médicament avec ses possibles effets secondaires, il suffit généralement de laisser le temps faire son œuvre.

C'est bien connu, le temps soigne beaucoup de choses.

Pas seulement les bleus à l'âme, mais, bien souvent aussi, les anomalies biologiques.

Ctrl + Z

Jane est venue me voir pour la première fois il y a quatre ans.

On peut dire qu'on a une relation complexe.

Elle est arrivée avec son dossier. On venait de lui enlever un sein.

Elle demeurait un peu loin du cabinet, dans un village aux limites du canton. Ma secrétaire lui avait dit qu'en principe je ne prenais aucun nouveau patient qui habitait là-bas.

Je m'occupais cependant déjà d'une de ses amies et de son frère, un bon gros nounours heureux de vivre. Elle m'a touché avec son histoire ; je lui ai dit oui. Elle a pleuré.

Avant la retraite, elle dirigeait un centre de naturo-aromathérapie. Venir me voir, moi, cartésien et adepte de la médecine fondée sur les preuves ! Ce n'était pas gagné que nous réussirions à conjuguer nos points de vue.

Mais je crois que Jane a quand même conscience des limites de l'aromathérapie et que, contre son cancer, mieux vaut tout de même assurer ses arrières.

C'est ainsi que nous nous sommes apprivoisés. Je la sentais bien souvent éclatée entre les convictions qui ont fait sa vie et la confiance qu'elle nous accorde, à moi et aux spécialistes.

Elle avait tout un tas d'effets indésirables, aussi diffus et imprécis que non répertoriés dans les notices. Pourtant, elle continuait, j'en suis certain, à suivre les prescriptions que je lui proposais.

Moi, perdu dans ma rationalité, j'avais du mal à m'y retrouver. Je tâchais de lui offrir une oreille attentive et de réduire les ordonnances à ce qui me semblait le strict minimum.

Petit à petit, et en partie avec un traitement antiacide essayé sans trop y croire, les choses s'étaient apaisées.

J'ai vu Jane en août. J'ai écrit dans son dossier : *Pense avoir remarqué une tuméfaction de la zone de cicatrice mammaire. À la palpation, je pense que ce n'est rien d'autre que l'extrémité d'une côte avec peut-être un peu d'arthrose. Mais du moment qu'elle pense avoir remarqué un changement => échographie.*

J'écris toujours beaucoup dans mes dossiers.

Elle est revenue me voir fin novembre. Je l'avais si bien rassurée qu'elle a mis trois mois pour faire l'échographie prescrite.

Elle était assez inquiétante. Ce coup-ci, c'est moi qui ai pris le téléphone pour organiser une biopsie. Les résultats sont revenus positifs.

Saloperie.

J'ai relu ce que j'avais noté. Rien à redire. Je l'avais examinée. J'avais prescrit le bilan nécessaire. J'avais évité de l'alarmer inutilement.

Putain ! Je l'avais tellement bien rassurée qu'elle a mis trois mois à la faire, son échographie.

Trois mois de perdus.

Et si j'avais utilisé d'autres mots ? Et si j'avais pris le rendez-vous moi-même ?

D'autres ont déjà écrit sur cette responsabilité qui est la nôtre, ce poids qui repose sur nous, les enjeux des décisions que nous prenons. Dans bien des cas, si nous nous trompons, les conséquences ne seront pas bien méchantes, mais parfois c'est vraiment une question de vie ou de mort. Au sens premier de ces mots.

Si j'avais agi autrement, est-ce que ça aurait changé quelque chose ? Probablement pas. Mais qui peut en être sûr ? Certes, vu le diagnostic, les études nous disent que quelques semaines de plus ou de moins, ça ne modifie rien. Mais ce ne sont que des statistiques.

Si mes paroles ou mon attitude avaient été différentes ce jour-là, est-ce que le destin de Jane aurait pris un autre embranchement ? Je ne le saurai jamais.

Le passé ne se réécrit pas. Nous ne pouvons que composer avec.

Et vivre avec nos remords.

Craquements

Pas loin de chez moi, il y a le Dr Nounours. Le Dr Nounours est quelqu'un de jovial et sympathique. Je ne crois pas que ce soit un grand adepte de la médecine fondée sur les preuves, ni qu'il soit abonné à la revue *Prescrire*.

Le Dr Nounours, en revanche, a une vraie réputation pour les manipulations. Il aime quand ça craque.

De temps en temps, quand je suis de garde, le téléphone sonne :

— Allô, vous êtes le remplaçant du docteur Nounours ?

— Ah ! non, moi je suis le docteur Borée. Je suis le médecin de garde.

— Ah !... Euh... Euh... Vous aussi vous êtes... rebouteux ?

— Non, désolé, moi je suis seulement médecin.

Expectative

Je n'aime pas l'homéopathie et les homéopathes.

Oh ! ils ne sont pas bien dangereux. Il faut leur laisser ça.

On pourrait même, comme pour la psychanalyse, défendre l'homéopathie comme un joyau de l'exception culturelle française. Hop ! Hahnemann et Freud entre le beaujolais nouveau, Emmanuelle Béart et le croissant pur beurre.

Eh oui, il n'y a quasiment qu'en France que l'homéopathie a un tel droit de cité. Et c'est probablement le seul pays dont le système de santé publique rembourse les granulés.

Elle ne repose pourtant sur aucun fondement scientifique sérieux. Rien ne permet d'expliquer son hypothétique mode de fonctionnement. Et il n'y a pas davantage d'études démontrant une efficacité particulière au-delà de l'effet placebo.

Mais je ne vais pas entrer dans ces débats qui rempliraient des pages et des pages, et prêteraient à des controverses sans fin. Parce que, en fait, ce qui me pose problème dans l'homéopathie, ce ne sont pas ses spécificités.

Ce que je n'aime pas, c'est ce qu'elle a de commun avec l'allopathie.

Ce qui vraiment me hérisse le poil, c'est que, homéopathie ou allopathie, on reste dans cette satanée singularité française : un symptôme, une consultation, une ordonnance, un médicament.

Et quand je dis « un »...

On est triste, une gélule rouge.

On dort mal, un comprimé bleu.

On a le rhume, une cuillère de sirop vert.

On s'est fait un hématome, un coup de crème jaune.

On a mal au dos, des petits granulés blancs.

Pourquoi ? Pourquoi faut-il que 90 % des consultations françaises se terminent par une prescription médicamenteuse quand ce n'est le cas que de 43 % des consultations en Hollande ? Et, bien évidemment, sans aucune différence notable en termes de mortalité ou d'état de santé global.

Pourquoi n'est-on pas capable de dire et d'entendre que, dans bien des situations, la nature n'est pas trop mal faite et que les choses vont rentrer dans l'ordre d'elles-mêmes quoi qu'on fasse.

Ou que beaucoup de problèmes pourraient avantageusement se régler avec quelques modifications de l'alimentation ou des habitudes de vie. Un rhume ? Une semaine sans les médicaments, sept jours avec...

Il fut une époque où les médecins pratiquaient « l'expectative ». Il leur arrivait de considérer que le moment n'était pas propice à leur intervention et que le mieux qu'ils pouvaient faire était de laisser les choses évoluer et de revenir voir le malade le lendemain.

Et cette attitude était envisagée comme un authentique acte médical.

Ils n'avaient pas les moyens dont nous disposons actuellement, certes. Mais je crains que, précisément, la surabondance de nos techniques modernes ne soit le principal facteur de l'hypermédicalisation de nos vies.

À force de dire que la médecine pouvait tout soigner, on a fini par lui demander de soigner tout.

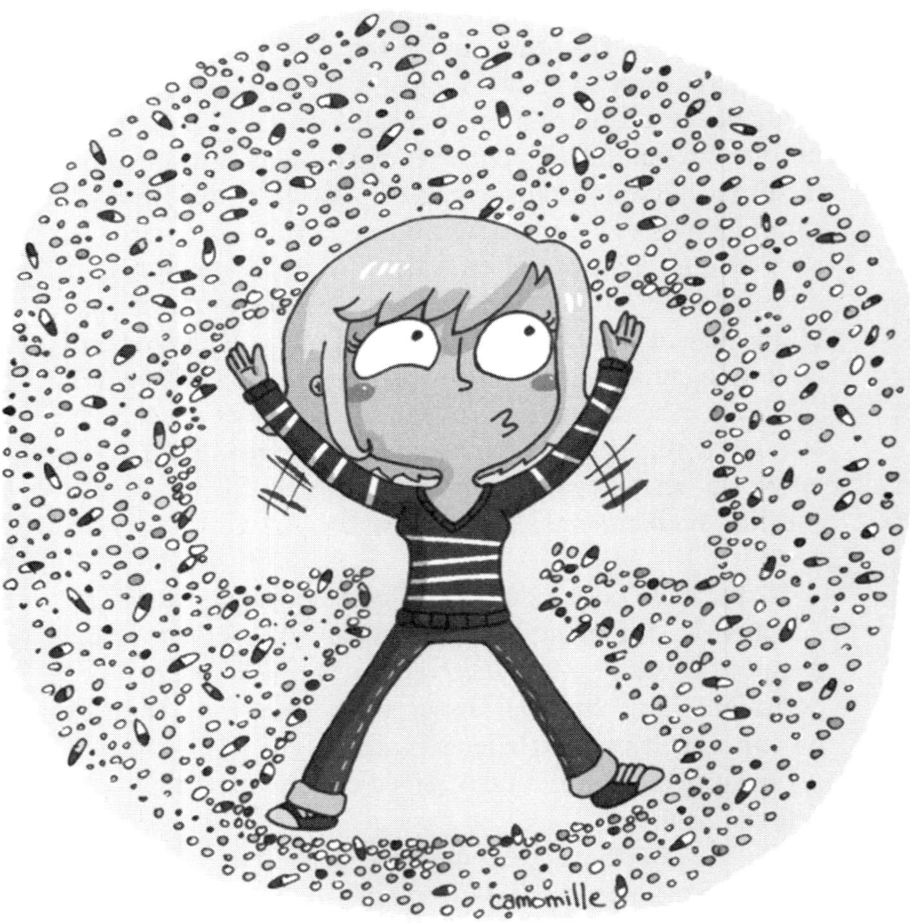
camomille

Voilà, chers amis homéopathes, pourquoi je vous en veux. Parce que, en vous étant arrêtés au milieu du gué, vous participez à cette escroquerie de la médecine contemporaine.

Lorsque vous expliquez que les médicaments « chimiques » ne sont pas toujours nécessaires et qu'ils font parfois plus de mal que de bien, vous avez parfaitement raison. Lorsque vous privilégiez des consultations longues et que vous accordez une écoute prolongée à vos patients – quand la consultation moyenne d'un généraliste ne dépasse pas quatorze minutes –, vous faites bien.

Mais, pas plus que moi, vous ne savez « soigner » un rhume ou un hématome.

Et lorsque, invariablement, vous concluez vos consultations par des ordonnances à rallonge et que vos patients se retrouvent avec des valises pleines de granulés blancs, vous ne valez pas mieux que nous autres, allopathes.

Des deux pieds, vous sautez nous rejoindre dans le péché de l'hyperprescription.

Sans même avoir l'excuse de la rigueur scientifique.

L'art de la médecine consiste à distraire
le malade pendant que la nature le guérit.

Voltaire

La bonne mort

C'est un terme qui se discute. Presque un oxymore. J'en ai déjà vu quelques-unes, des morts.

Juste un peu avant, ou bien pendant, ou bien juste un peu après. Des patients que je connaissais un peu, certains que j'avais accompagnés, d'autres que je n'avais jamais vus avant.

En réalité, la mort n'est jamais belle. Jamais, jamais, jamais.

Elle est juste un peu plus ou un peu moins laide, un peu plus ou un peu moins triste, un peu plus ou un peu moins douloureuse, un peu plus ou un peu moins salvatrice.

Ceux qui parlent d'une « belle mort », c'est qu'ils utilisent simplement une tournure de phrase convenue. Ou qu'ils n'en ont jamais vu vraiment.

Mais parfois, c'est exact, il y a des morts qui sont moins hideuses. Que, tant qu'à faire, on se souhaiterait à soi-même ou à ses proches.

Ça faisait huit ans que Pierrette affrontait son cancer du sein. Pas le genre à laisser tomber. Elle avait bossé toute sa vie avec son mari. Elle était la tête, il était les bras. Ils avaient toujours monté des projets. Quand l'un était achevé, ils redémarraient autre chose.

Mais, parfois, on a beau se battre et gagner des batailles, on ne gagne pas la guerre.

Pierrette était suivie par un confrère du village voisin. C'était en été et il m'avait appelé pour me passer la main pendant ses vacances. Il m'avait prévenu que ça n'allait pas fort, qu'elle avait décidé d'arrêter la chimio, qui ne servait plus à rien, et qu'elle s'affaiblissait de plus en plus.

Elle était perfusée à la maison et avait tout ce qu'il fallait pour calmer les douleurs. Une des infirmières du coin habitait à côté de chez elle et connaissait bien la famille. Elle passait souvent.

La première semaine, je suis venu la voir tranquillement. Elle avait des nausées. On avait mis en place un traitement adéquat.

Le mardi suivant, elle allait mieux. Presque plus de nausées et, malgré son ventre de pierre :

— Les douleurs, ça va. Elles sont bien calmées.

Le week-end à venir, ça tombait bien, j'étais de garde. Ça l'avait rassurée.

Le samedi en fin de matinée, l'infirmière m'appelle.

— Il y a un souci : Pierrette n'a plus uriné depuis hier midi. Je l'ai sondée, et la vessie était vide. Elle est vraiment fatiguée, et les nausées reviennent.

Ça signifiait que les reins ne fonctionnaient plus, qu'elle s'était mise en insuffisance rénale terminale.

Dans un autre contexte, ça aurait été synonyme de dialyse en urgence. Là, ça voulait dire que c'était la fin.

Je suis venu aussitôt. Je me suis occupé de Pierrette avec l'infirmière à côté. Toute la famille était réunie et attendait pudiquement dans le salon.

Après l'avoir examinée tranquillement, je me suis assis au bord du lit. Je lui ai demandé si elle avait mal quelque part.

— Non, ça, ça va.

— Bon… Vous savez, je crois que vos reins ne vont pas redémarrer. Ce n'est pas bon signe…

— Je m'en doute, vous savez.

— Qu'est-ce qu'on fait ?

— Je suis fatiguée.

— Vous en avez marre de vous battre ?…

— Oui…, j'en ai marre.

— … Je peux mettre des médicaments dans la perfusion qui vont vous permettre de vous endormir et de ne pas avoir mal du tout. Vous voulez qu'on fasse comme ça ?

— Oui, on va faire comme ça.

J'ai regagné le salon. Il y avait le mari, les enfants, les petits-enfants. Je leur ai dit que ça allait être la fin et qu'on ne pouvait plus retarder l'échéance. Ils s'en doutaient bien, eux aussi. Les yeux étaient un peu rouges, mais tout le monde était calme.

Je ne sais plus si c'était la réalité ou un souvenir déformé, mais je garde l'image d'une ambiance où la tristesse et la douleur se mêlaient à une sorte de douce sérénité.

J'ai fait des ordonnances, envoyé le petit-fils à la pharmacie de garde et annoncé que je reviendrais une heure plus tard, après avoir vu une autre urgence.

À mon retour, tout était là. Avec l'infirmière, j'ai préparé la nouvelle perfusion. Avant de la brancher, je suis allé trouver la famille :

— Quand on aura démarré la perfusion, elle risque de s'endormir assez vite. Vous pouvez encore aller la voir.

Ils y sont allés. Se parler ? S'embrasser ? Ou peut-être seulement se tenir la main ?

Quand tout a été en place, j'ai fini par laisser l'infirmière avec Pierrette et son mari. Avant de les quitter, le fils m'a proposé un café. Je me suis assis avec ses sœurs et lui, et on a discuté un petit moment. De Pierrette et de sa vie, de la maison qu'ils avaient achetée au Maroc et des voyages qu'elle avait faits.

Cinq heures après, dans la soirée, l'infirmière me téléphonait pour me dire que Pierrette était partie voir de l'autre côté. Les derniers instants avaient été un peu éprouvants pour tous, mais le passage s'était fait sans douleur.

Lorsque je suis venu faire le certificat, la maison était toujours aussi calme. Les larmes avaient coulé, mais on sentait surtout tout l'amour qu'il y avait dans cette famille. J'ai aidé l'infirmière à préparer Pierrette et je les ai laissés.

Quelques mois plus tard, le fils de Pierrette nous invitait, mon confrère et moi, à une balade à cheval pour nous remercier. Et, l'an dernier, c'est son père qui s'est remarié avec une femme qui avait connu la même histoire que lui. *Life goes on.*

Quant à moi, bien des fois, je repense à cette journée. Ce n'est vraiment pas souvent que les conditions sont réunies pour qu'une fin de vie se passe ainsi, à la maison. Mais, ce jour-là, vraiment, je crois qu'on s'était tous rapprochés de la meilleure manière dont on pouvait l'envisager. Ensemble.

La loi de Borée

Il n'y a pas de raisons ; moi aussi je veux laisser mon nom à la postérité médicale.

C'est pourquoi j'ai décidé de décrire un concept syndromique qu'il conviendra donc de désigner dorénavant par l'intitulé « loi de Borée ».

En voici l'énoncé :

Pour tout patient, de préférence une femme de plus de 50 ans (critères non limitatifs), le degré d'attachement aux médicaments inutiles, voire dangereux (Tanakan, Vastarel, phlébotoniques, etc.), est strictement proportionnel à la probabilité de développer des intolérances, des effets indésirables et des pseudo-allergies en lien avec les traitements les plus utiles et les mieux éprouvés sur le plan scientifique.

Vie de château

Henriette est une toute petite dame qui s'est pliée en deux au cours des ans. Trente-sept kilos toute mouillée pour 1 m 35. Elle est très, très, sourde, n'a plus que quelques dents, mais encore toute sa tête. Pas la peine de lui rappeler la date ni le montant de la consultation.

Henriette est vieille fille. Elle porte un nom qu'on trouve dans les livres d'histoire et vit dans le petit château familial. Celui de mon village.

Chaque visite chez elle est un dépaysement.

Chaque prescription d'une prise de sang est une gageure.

— Dites bien aux infirmières de ne pas venir avant midi !

— Mais vous savez qu'elles doivent passer plus tôt : le laboratoire récupère les boîtes à onze heures.

— Mais à onze heures, je ne suis pas encore levée !

Elle a un « cousin » à particule qui s'occupe d'elle, lui fait les courses et entretient le château en attendant d'en hériter. Très théâtral, il est parfois là lors de mes visites.

— Bonjour, docteuuur ! Vous êtes venu voir ma petite Henriette… Ah ! ça ne s'arrange pas !

Henriette est à côté, redresse la tête et demande :

— Vous parlez de moi ?

— Mais non, Henriette, je lui demandais des nouvelles de sa famille… Elle est vraiment sourde comme un pot. Et toujours aussi désordonnée, vous n'avez pas idée ! Ce château, c'est un vrai ca-phar-na-üm. Bon, je vous laisse avec elle.

En hurlant :

— Je vous laisse avec le docteur, ma petite Henriette. Dites-lui bien que vous ne prenez pas toujours vos médicaments du matin !

Et là, Henriette me fait traverser le château à petits pas. Elle tient à me recevoir dans le salon.

À 88 ans, avec les problèmes de santé qu'elle a eus et ceux qu'elle a encore, il faut reconnaître que c'est un peu un miracle qu'elle soit toujours en vie.

Surtout qu'avec sa « prise en charge médicale », elle défie la médecine scientifique. Les médicaments pour le cœur, c'est un peu quand elle veut.

Par contre, à elle seule, elle assure la moitié du chiffre d'affaires français de la vente par correspondance de produits de naturopathie, de phytothérapie et d'autres poudres de perlimpinpin.

En me tendant un magazine coloré en papier glacé :

— Ah ! docteur ! Vous connaissez certainement cette revue : il y a des articles vraiment très intéressants sur la santé. On peut aussi y trouver de la publicité pour d'excellents produits. Regardez, on y trouve l'Élixir du Suédois et le Baume des bénédictines. Vous le savez, j'achète beaucoup de produits par la poste. Mais que des meilleurs laboratoires !

— Je n'en doute pas, mademoiselle.

Cette semaine, elle avait à nouveau un bel eczéma des jambes. Elle m'a confirmé qu'elle y appliquait diverses crèmes à base de plantes, toutes plus allergisantes les unes que les autres...

Je n'ai même pas envisagé de lui proposer un corticoïde. Je savais que le dermatologue s'y était déjà cassé le nez : elle est « allergique »...

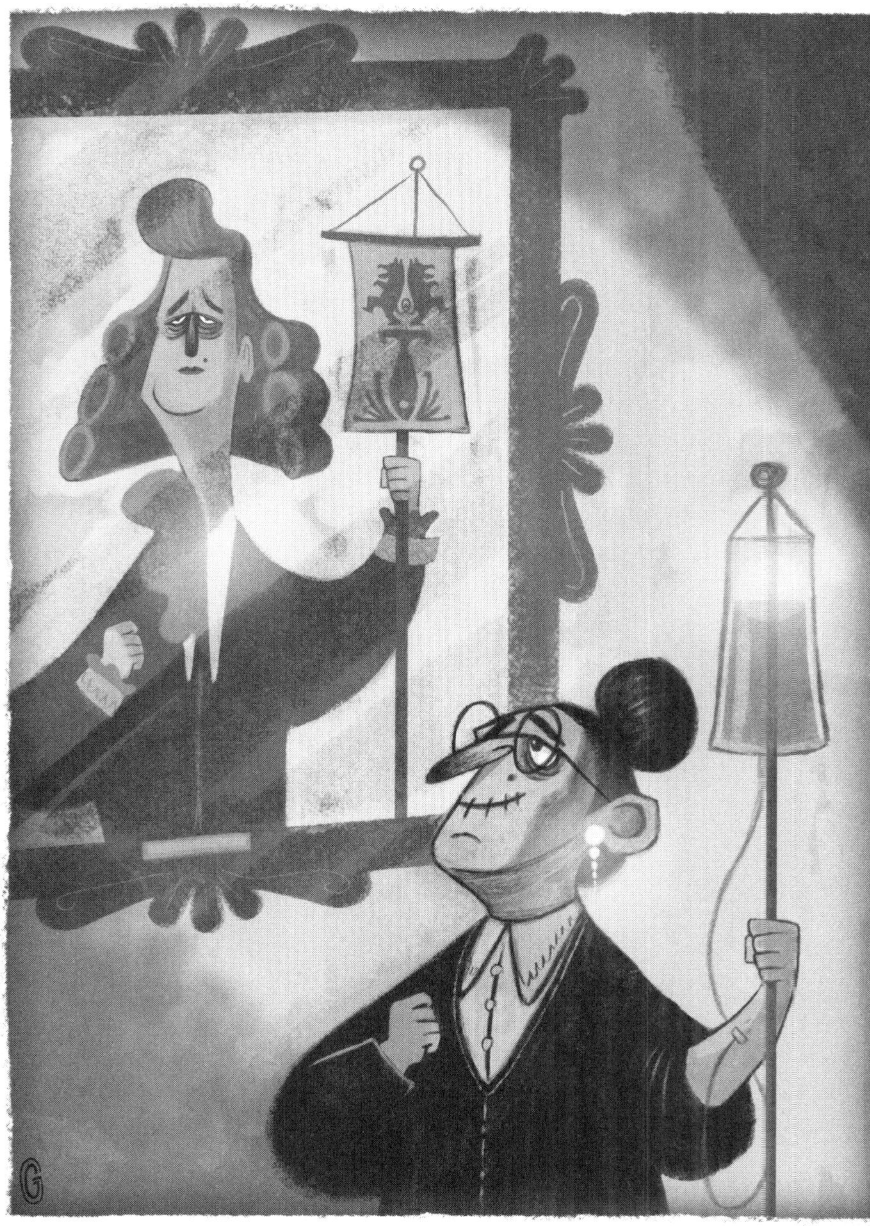

J'ai essayé de négocier un moindre mal :

— Plutôt que vos plantes, peut-être pourriez-vous essayer de la simple vaseline. C'est naturel et ça marche bien.

— Ah ! Vous pensez ? C'est vrai que ce sont parfois les choses les plus simples qui marchent le mieux.

Et pendant que je l'examine, elle me fait la conversation :

— Tout va bien dans votre maison, vous êtes bien installé ? Comment va votre cousin ? (C'est ainsi qu'est pudiquement désignée ma moitié...)

Je lui donne la réplique en m'époumonant.

Au moment de la rédaction de l'ordonnance, ma voix fatigue un peu, mais pas Henriette qui me confie sa nostalgie du temps passé :

— Les temps changent et c'est bien malheureux. Autrefois, on avait des soirées chaudes jusqu'à la Toussaint. Regardez le temps qu'il fait à présent. C'est comme les grillons. On ne les entend plus…

Suicide médicalisé

J'ai déjà parlé de la confiance dans le soin et de son importance. Confiance est sœur de fidélité.

Être attaché à son médecin, c'est bien. Le plus souvent, c'est positif pour votre santé : le nomadisme médical donne très rarement de bons résultats.

Et puis moi, je trouve ça touchant.

Mais, parfois, la fidélité à son généraliste confine au suicide.

J'ai vu Paulo pour la première fois il y a deux semaines.

— Bonjour, je voudrais changer de médecin. Ça fait 17 ans que je vais chez le docteur Moustache, mais maintenant j'en ai marre. L'autre jour, j'avais rendez-vous à onze heures et à onze heures il y avait encore quinze personnes devant moi. Il m'a dit : « T'as qu'à attendre ! », mais je lui ai dit que, cette fois-ci, je n'attendrais pas. Deux, trois patients, je veux bien, c'est normal, mais quinze ! Et c'est toujours pareil. Pourquoi il donne des rendez-vous alors ?

Déjà, il y a cinq ans, je travaillais encore et il ne donnait pas de rendez-vous à cette époque. Eh bien, pour être à l'heure à l'usine à neuf heures, j'arrivais à minuit et je dormais dans ma voiture devant son cabinet. Et, parfois, il y avait déjà quelqu'un avant moi !

Et puis, chaque fois, il me parle de chasse, mais alors, pour s'occuper de moi... Donc, c'est mon voisin qui m'a dit de venir vous voir, que ça allait me changer.

Paulo a 61 ans et 20 ans de diabète derrière lui. C'est devenu mon recordman de l'insuline : 200 unités par jour !

Il me tend sa dernière prise de sang. Une hémoglobine glyquée à 10,7 %. Ouch[1] !

Le cholestérol, ça va. Avec les traitements...

Par curiosité, je regarde les résultats plus anciens. Un cholestérol total à plus de 4 grammes et des triglycérides à 21 grammes (la norme est à 1,50). Je relis deux fois. Eh beeee...

Et puis je tique sur la date : mai 2008.

— Mais… vous aviez fait des prises de sang dans un autre labo entre-temps ?

— Ah non, je vais toujours au même.

— Vous n'aviez pas eu d'autre bilan depuis deux ans ???

— Ben, non. Sauf à l'hôpital. Et encore, la dernière, j'ai insisté pour qu'on me la prescrive.

J'ouvre le microscopique dossier qu'il m'a rapporté. Il n'y a effectivement aucune prise de sang depuis celle de 2008. Et, amusant détail, Moustache a griffonné sur celle-ci : *Analyse prescrite par la diabétologue.*

Paulo poursuit :

— C'est comme le médecin des yeux : je l'ai vu il y a six mois, mais c'est parce que je l'ai demandé.

— Mmm... Et vous êtes suivi par un cardiologue ?

— Non. Enfin, on m'a fait un électrocardiogramme à l'hôpital l'an dernier quand j'ai été pour me faire déboucher la carotide. Mais, sinon, non. Ils m'avaient dit aussi qu'il faudrait que je fasse un machin d'effort, là, avec le vélo.

— Et vous ne l'avez pas fait ?

— Mais non ! Le docteur Moustache, il ne m'a pas fait de lettre et puis il m'a dit qu'il ne s'occupait pas de prendre

1. Voir « L'école des cancres ».

les rendez-vous et que je pouvais me débrouiller. Mais je sais pas lire ni écrire, alors, c'est pas facile. Et puis, pour aller à la ville en voiture... Moi j'ai que 700 euros par mois, vous savez. Alors, 100 kilomètres en voiture, faut que je fasse attention.

Finalement, l'instinct de conservation l'a emporté : Paulo n'a pas envie de mourir.

Quant à moi, j'ai laissé tomber le devoir de confraternité. Dr Moustache, t'es vraiment un connard.

Le vent du boulet

Ces dernières années, j'hésitais de plus en plus chaque fois que je m'apprêtais à écrire PSA[1] sur une ordonnance de biologie.

Les plus récentes études ont clarifié les choses et, à présent, je recommande généralement à mes patients de ne pas le faire. En tout cas, je leur présente les données dont on dispose et je les laisse choisir. Le plus souvent, ils me répondent :

— Ah ben, je comprends mieux. Si c'est comme ça, c'est sûr : on laisse tomber !

Mais parfois, ils me disent :

— Ah ! mais c'est vous le médecin. Je vous laisse décider !

C'est ce que m'avait dit Bob :

— *It's up to you !*

C'était il y a deux ans et, comme il avait 58 ans à cette époque, je lui ai répondu :

— *Let's go.*

Et les PSA sont revenues à six. Et merde.

---

1. Les PSA sont des protéines issues de la prostate que l'on peut mesurer dans le sang. Elles peuvent augmenter dans diverses situations : infection urinaire, calcul, « grosse prostate » des hommes âgés, cancer...
L'intérêt de doser les PSA pour rechercher des cancers de la prostate avec l'idée de « Plus tôt on détecte, mieux c'est et plus on a de chances de guérir le patient » est très controversé. Nous avons aujourd'hui de solides raisons de croire qu'en allant ainsi « à la pêche », on fait plus de dégâts qu'autre chose.
Si on ajoute à ça des « professionnels de la prostate » qui sont très agressifs et qui font un lobbying très insistant, des enjeux financiers massifs, la peur grandissante des risques judiciaires dans le domaine de la santé, des associations de médecins ou de patients qui tirent dans tous les sens, c'est assez explosif.

Quand la bouteille est ouverte, il faut la boire. Bob est allé voir un urologue qui a été mettre une aiguille dans sa prostate.

Le laboratoire a répondu que ça n'avait pas l'air bien méchant. Le spécialiste a conclu qu'on surveillerait les PSA dans six mois et que, si elles augmentaient, on retournerait piquer un coup.

J'ai eu les résultats du contrôle la semaine passée : 0,61. Wow !

Et j'ai vu Bob deux jours après, avec son épouse.

— Au fait, docteur, vous vous rappelez l'automne dernier, quand j'avais fait la prise de sang et que les PSA étaient anormales ?

— Oui, oui.

— Vous ne vous en souvenez peut-être pas, mais, deux jours avant, j'avais vu le gastroentérologue pour mes hémorroïdes. Il m'avait fait un toucher rectal et avait été regarder. Vous ne pensez pas qu'il peut y avoir un rapport ?

— Euuuuuuuh..., si.

Mais quel con, mais quel con, mais quel con !

Bien sûr qu'il y a un rapport ! La pauvre prostate, si on va la titiller un peu trop, même indirectement, ça fait monter les PSA pendant quelque temps.

J'avais prévu le bilan biologique et la consultation chez le gastro des semaines plus tôt ; je n'avais pas pensé qu'il attendrait autant avant de faire la prise de sang et, après coup, je n'avais plus fait le rapprochement.

Je me suis excusé auprès de mon patient de lui avoir fait subir inutilement des examens pas très rigolos. Il m'a dit que ce n'était vraiment pas bien grave et que c'était mieux dans ce sens.

— *Better safe than sorry !*

Ce en quoi il se trompait.

Avec un peu de malchance, le laboratoire aurait pu trouver l'une ou l'autre cellule vaguement suspecte et précipiter Bob dans une spirale infernale d'examens répétés et de traitements en réalité inutiles.

Tout ça avec une belle connerie comme point de départ.

Le vent du boulet n'est pas passé si loin que ça.

Pas de moi. De lui.

La misère du monde

Je connaissais déjà un peu la famille Groseille.

Ils sont suivis par le Dr Nounours. Sauf le petit-fils dont je m'occupais officiellement.

La dernière fois que je l'avais vu, c'était dans l'arrière-cuisine d'un restaurant. Il était venu y régler un compte, et moi on m'avait appelé pour essayer de le calmer.

Il avait encore pété un plomb.

D'une main, je téléphonais au 15, de l'autre, je ramassais les paniers de couteaux et les passais à la serveuse qui attendait à la porte. Il en avait déjà glissé un dans son survêtement, c'était bien assez.

Ça s'était fini tranquillement en HO. La fois d'avant, c'était une HDT[1].

C'était il y a un an et demi. Depuis, pour ce que j'en sais, il navigue entre des foyers, la rue et l'hôpital psychiatrique. Il n'est plus revenu dans le coin en tout cas.

Mais, ça, c'était juste pour planter un peu le décor.

Ce soir, c'est M. Groseille qui m'a appelé. À 19 heures passées. J'étais de garde. Il fallait que je vienne assez vite pour son père qui était tombé et qui n'était « pas bien ». On lui avait donné de l'Equanil, et il ne répondait pas comme on l'aurait souhaité.

1. HO : « hospitalisation d'office » ; HDT : « hospitalisation à la demande d'un tiers ». Ce sont deux modes d'hospitalisation contrainte en secteur psychiatrique. L'HO relève de l'autorité publique en cas de péril imminent pour le patient ou pour la sécurité d'autrui. L'HDT, comme son nom l'indique, relève de la demande d'un tiers, généralement un proche du patient. Dans les deux cas, un certificat médical est nécessaire.

Je suis arrivé une demi-heure plus tard. J'ai reconnu la maison.

Les parents Groseille sont dans la véranda, leur fille à leurs côtés. Elle, je ne la connais que de vue, mais je suis sûr qu'il y a un truc qui cloche sur le plan génétique.

Les trois sont assis côte à côte devant leur table recouverte d'une nappe en toile cirée. Ils mangent tranquillement en regardant une petite télé posée sur le buffet.

La bouteille de vin est ouverte, un gros pot de crème attend son tour, une boîte de gésiers laisse échapper sa graisse.

Arrivé à la porte-fenêtre, le père se décide quand même à se lever et à venir m'ouvrir. Un labrador obèse et un roquet au poil rare rappliquent pour me renifler les jambes.

Le père se rassoit aussitôt et c'est son épouse qui me montre le chemin. Nous traversons un capharnaüm avant de parvenir dans la chambre du grand-père.

Un lit médicalisé avec des barrières, un vieux fauteuil, une armoire. Et un papier peint défraîchi qui se décolle en grands lambeaux.

Une infirmière libérale du coin est là, en train de l'aider à enfiler son pyjama. Il n'a pas l'air d'aller trop mal, elle n'a pas l'air inquiète. Il a 92 ans.

Je me tourne vers la belle-fille et lui demande ce qui s'est passé. Elle sent l'alcool, elle est grosse, elle est sale. Et visiblement assez bête pour ne pas chercher à louvoyer.

Elle se met à parler très vite en avalant la moitié des mots :

— Ben, il est tombé, là, sur l'fauteuil. P'is j'pouvais pas le relever seule, alors les pompiers sont venus pour m'aider, mais y sont r'partis.

— Ah ? Les pompiers étaient là tout à l'heure ? Mais pourquoi est-ce que vous m'avez demandé de passer alors ? Qu'est-ce qui vous inquiète ?

— Mais ça va plus, r'gardez-le, ça va plus ! Faut qu'il aille à l'hôpital. En repos. Au moins trois mois !

— Donc, vous m'avez fait venir parce que les pompiers n'ont pas voulu l'emmener et que le docteur Nounours est en congé, c'est ça ?

— Oui, faut qu'il se repose ! Au moins trois mois. Ça peut plus aller. Faut qu'il aille en maison de repos. Pour trois mois. C'est mieux.

— Mieux pour lui ou mieux pour vous ?

Visiblement, elle ne comprend pas vraiment le sens de la question.

— Non, mais c'est mieux. Là, ça peut plus aller. J'ai l'stress qui monte, j'ai l'stress qui monte ! P'is faut qu'j'fasse mes conserves ; j'peux pas m'en occuper.

L'infirmière a fini d'habiller le papi. Elle reste assise à côté de lui et lui tient la main. J'essaie de l'examiner, mais ses bras sont agités par de grands tremblements. Je ne peux prendre ni pouls ni tension. Il radote en boucle :

— Soixante ans, 70 ans, 100 ans, 110 ans, 120 ans, 150 ans, 40 ans...

J'appelle le père Groseille qui est resté à sa table un étage plus bas. Moins alcoolisé, un peu moins bovin que sa femme, il convient qu'il n'y a rien de très nouveau sur le plan médical, mais que ce qu'ils attendent, c'est que le papi aille en maison de repos.

— Pour trois mois.

— Et, donc, vous m'avez appelé parce que les pompiers n'ont pas voulu l'emmener.

— Oui.

Je leur demande de redescendre finir leur repas, que j'ai besoin de discuter avec l'infirmière.

Papi Groseille continue sa litanie :

— Quarante ans, 50 ans, 60 ans, 100 ans, 110 ans...

L'infirmière me confirme la misère ambiante. Que le

papi n'a pas le droit de sortir de sa chambre en dehors des deux repas. Qu'elle avait dû menacer la famille pour que le chauffage soit mis en route début décembre (comme pour le reste de l'habitation au demeurant). Qu'ils avaient toujours refusé de discuter d'une maison de retraite...

Je lui dis que je suis bien embêté, que je ne veux pas céder à cette demande de se débarrasser du grand-père, mais que la situation a l'air tendue et que c'est peut-être l'occasion de déclencher une enquête sociale qui pourrait – espérons-le – faire avancer les choses. Elle paraît soulagée et me répond que ça lui semble une bonne idée.

Papi Groseille a arrêté de trembler. Je peux lui prendre la tension. Son mantra se calme.

Je l'ai donc fait hospitaliser avec une lettre de quatre pages pour essayer d'exposer la situation.

Je ne sais trop si j'ai bien fait. Je pense que oui.

Mais je sais qu'il arrive que, malgré les meilleures intentions, on prenne le risque de bousculer un équilibre, certes précaire, mais pour aboutir à un état encore plus défavorable.

Je sais aussi que, parfois, on n'a que ce qu'on mérite et que, lorsque l'on creuse les histoires familiales, on se rend compte que le vieux grand-père qui nous émeut, parce qu'aucun de ses enfants ne s'en occupe, était un père maltraitant ou pire...

Je sais combien peut être exigeante la prise en charge d'une personne âgée démente, combien ça peut être épuisant, d'autant plus lorsque l'on manque de moyens financiers et de ressources morales.

Je me suis dit qu'il était bien périlleux de juger cette famille. Que, du fond de ses pauvres capacités, lorsque Mme Groseille me parlait de ses conserves, elle me confiait sa détresse entre le grand-père dément et le fils schizophrène. Ce que d'autres auraient simplement dit de manière plus élégante ou plus habile.

Je me suis dit combien il pouvait être difficile pour moi – qui suis raisonnablement intelligent, mais, plus encore, qui ai eu la chance de grandir au chaud et d'être aimé –, combien il pouvait être difficile, non seulement de juger, mais tout bonnement de comprendre où étaient les limites.

Combien dans un tel milieu se mêlaient les tares physiques et psychiatriques, la pauvreté intellectuelle et morale, le dénuement financier et social.

Combien il était difficile de parler de bêtise ou de méchanceté face à un tel dénuement psychologique et à d'évidentes carences affectives.

Combien il était difficile de faire une distinction entre les victimes et les coupables. Combien cette distinction n'avait fort probablement aucun sens.

Face à cette misère, nous ne pouvons pas juger. Nous ne pouvons qu'agir, modestement, pour remettre un peu d'humanité.

La relève

Thérèse est venue me faire ses adieux. Elle s'en va vivre sur la Côte. Elle m'a raconté son petit appartement qui l'attend au troisième étage avec vue sur la mer.

Je l'ai connue il y a trois ans. Un peu chic, bien maquillée, mais avec un drôle de profil de ballon de rugby et un nez en forme de bille. Elle était venue me trouver quand son ancien médecin traitant était parti à la retraite.

En me remettant son dossier, elle avait pris les devants :

— Il était très gentil, le docteur Panier, mais, quand même, il exagère ! Il a noté « alcoolisme mondain » dans mon dossier !

— Ah bon ?

— Oui, tout de même, c'est très exagéré.

— Vous buvez un peu d'alcool quand même ?

— Oh ! ben oui, un peu. Comme tout le monde. Mais que du vin blanc et des kirs. Trois ou quatre par jour, ce n'est pas tellement, n'est-ce pas ? Avant, je buvais parfois un peu plus avec des amis. Il faut bien profiter de la vie. Sinon, à quoi ça sert ?

Thérèse prenait toujours rendez-vous en même temps que Jacky. Ils passaient l'un après l'autre.

J'ai fini par comprendre au bout de six mois qu'ils étaient voisins et que, Thérèse n'ayant pas le permis, elle saisissait l'occasion pour venir à mon cabinet avec Jacky.

Jacky aussi aime bien boire. Gentiment.

Bourru, sympa, il a le tutoiement facile :

— Salut, Borée ! Comment vas-tu ?

— Euh..., bien, monsieur Jacky, merci. Et vous ?

En fait, c'est au bout d'un an et demi que j'ai appris qu'ils n'étaient pas seulement voisins, mais, surtout, qu'ils avaient été mariés avant de divorcer. À l'amiable.

Et ce n'est rien de le dire.

Thérèse m'avait expliqué que, vraiment, elle n'en pouvait plus de vivre avec un homme, de lui faire à manger, de nettoyer les toilettes après son passage et, surtout, de son bazar. Mais que, sinon, elle l'aimait bien, Jacky.

Comme c'est elle qui avait la maison, au moment du divorce, elle lui avait laissé la grange avec un peu de terrain. Ils l'avaient aménagée en maisonnette, et Jacky avait pu transformer une partie en un grand atelier.

— Comme ça, il peut y mettre tout le bazar qu'il veut.

Thérèse continuait à faire le repassage de Jacky (« Vous pensez bien qu'il n'en serait pas capable ! »), et le dimanche ils mangeaient ensemble. Pour les fêtes, quand les enfants de l'un ou de l'autre venaient, ils se refaisaient les repas de famille comme avant. Dans la maison de Thérèse parce que la grange, ça aurait été un peu petit.

Et quand Jacky faisait une gastro, c'est sur le canapé de Thérèse qu'il allait agoniser et se faire dorloter en attendant que j'arrive.

Thérèse est donc venue me faire ses adieux, me raconter le petit appartement avec vue sur la mer et le bonheur qu'elle aura à retrouver une vie sociale.

— Parce que, là, ça s'arrête à Jacky, ma vie sociale.

Et en plus, elle sera à peine à 20 kilomètres des enfants de Jacky !

Mais surtout, elle m'a confié son soulagement de pouvoir partir avec l'esprit tranquille.

— Ça y est ! Il s'est enfin trouvé une femme ! Ah ! ça, je suis contente. Et puis elle est épatante ! Ça m'aurait quand même embêtée de le laisser tout seul. Rien que pour le linge et la cuisine, je ne sais pas comment il aurait fait. Mais, c'est bon, je peux partir tranquille, j'ai une relève !

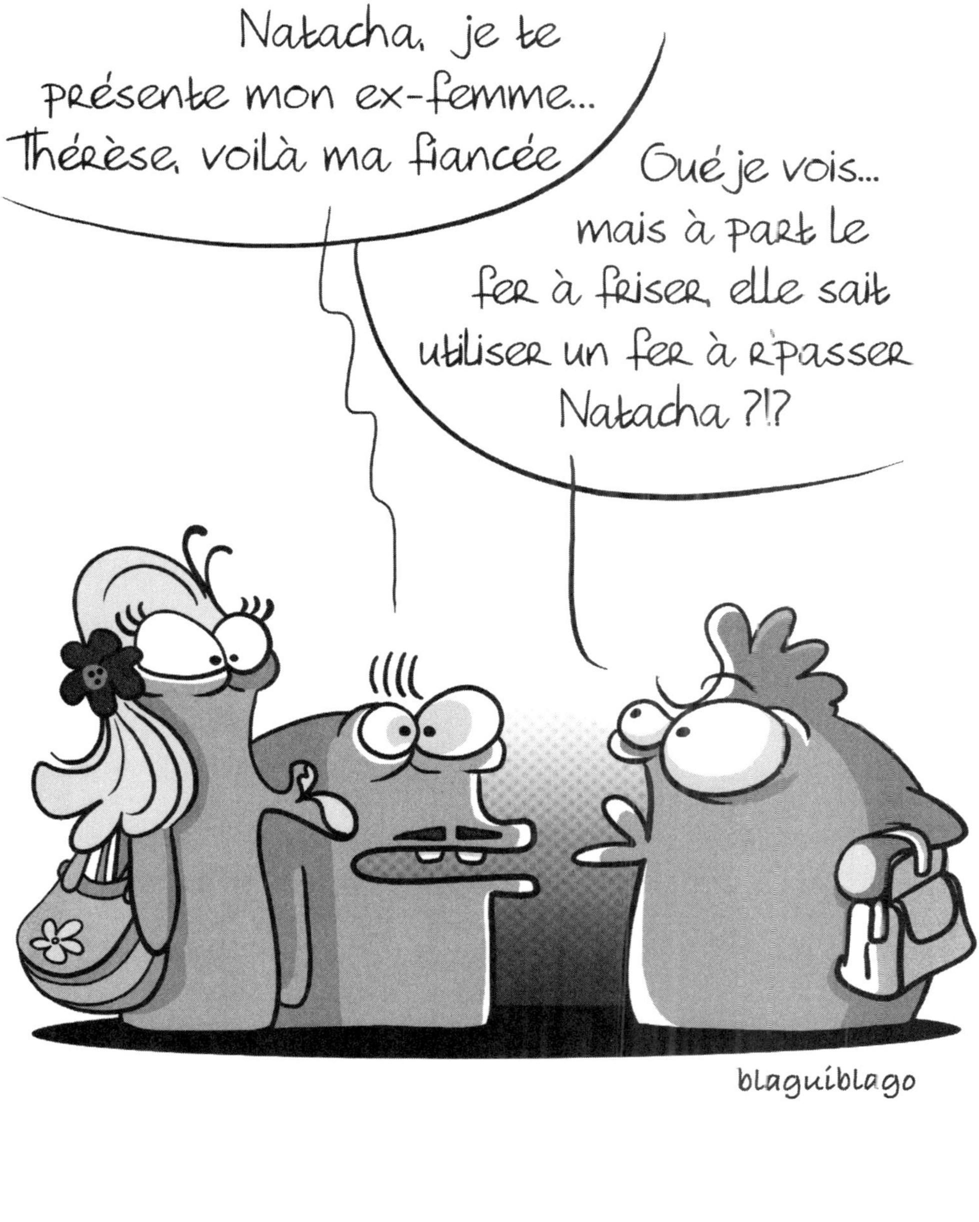
Natacha, je te présente mon ex-femme... Thérèse, voilà ma fiancée
Ouéje vois... mais à part le fer à friser, elle sait utiliser un fer à r'passer Natacha ?!?
blaguiblago

Pauvres de nous

« Grossesse : évitez les antalgiques. » « Le paracétamol, facteur de risque pour le fœtus. » « Les antalgiques déconseillés pendant la grossesse. »

Voici quelques grands titres parus dans la presse française. Tout en nuances.

À l'origine de ces articles, une étude publiée dans la revue *Human Reproduction* et signée par des chercheurs européens.

Cette étude avait pour objectif d'analyser l'impact de la prise de médicaments antalgiques usuels (paracétamol, ibuprofène et aspirine) sur la survenue d'une malformation affectant les nouveau-nés masculins : la cryptorchidie[1].

Mais, si on fait l'effort d'aller le lire, on se rend compte assez vite que cet essai est vraiment très critiquable à de nombreux points de vue et qu'il souffre de sérieuses faiblesses.

Ce qui est assez drôle, c'est qu'une autre étude est parue au même moment dans une revue non moins prestigieuse, signée par des scientifiques non moins éminents.

Pas de chance : les conclusions des deux publications se contredisent assez largement.

Bref, c'est le bordel.

---

1. Les testicules se forment dans l'abdomen des fœtus et s'abaissent normalement au cours de la grossesse pour prendre leur place dans les bourses. La cryptorchidie, c'est quand un testicule, ou les deux, ne descend pas complètement.

Décidément, la science, c'est compliqué, et les chercheurs ont parfois bien du mal à se mettre d'accord entre eux.

On pourra relever que cette seconde étude n'a été reprise par aucun média grand public. Peut-être que ces chercheurs avaient moins bien soigné leur communication en évitant de bombarder les rédactions de communiqués de presse aussi tonitruants que peu scientifiques.

Ce qui ressort de tout ça, c'est qu'il existe vraisemblablement un lien modéré entre la prescription d'antalgiques et l'apparition de cryptorchidies. Cette augmentation du risque ne semble réellement sensible que pour des doses assez importantes, des durées prolongées et en cas d'association de plusieurs antalgiques.

Il faut, en effet, des études complémentaires pour préciser ces données, et il n'est peut-être pas inutile de rappeler que la prise d'un médicament n'est jamais totalement anodine, et en particulier chez la femme enceinte.

Pas plus que d'autres choses au demeurant puisque, parmi les facteurs de risque démontrés de la cryptorchidie, on trouve : le régime végétarien (pas de bol pour les « naturopathes » anti-médicaments), la supplémentation en fer (qui est quand même préférable à une bonne anémie), l'exposition aux pesticides ou aux phtalates.

Par ailleurs, une cryptorchidie, ce n'est pas super génial, mais ce n'est pas mortel non plus. Ça se diagnostique très simplement en examinant le nouveau-né et ça se corrige par une intervention chirurgicale. Si cette opération est réalisée suffisamment tôt après la naissance, il n'y a généralement aucune conséquence à long terme.

En tout cas, rien ne justifie d'avoir ainsi affolé la population et en particulier les femmes enceintes ou susceptibles de l'être. Rien ne méritait que l'on mette à la une des journaux des titres pareils. Rien n'autorisait à dramatiser les choses en rappelant dans ces articles que la cryptorchidie est un *facteur d'infertilité, voire de cancer du testicule.*

Comme s'il fallait les traumatiser toujours davantage, les femmes enceintes. Comme si on ne leur expliquait pas déjà que tout est dangereux. Comme si le moindre écart au dogme n'était pas déjà le témoin de leur totale irresponsabilité.

Et encore ! Les Français ont échappé aux déclarations aussi gratuites que fracassantes de l'un des auteurs danois de l'étude, largement relayé par la presse anglophone : *Un seul comprimé de paracétamol constitue un potentiel de perturbation endocrinienne plus important que l'exposition combinée aux dix perturbateurs environnementaux connus durant toute la grossesse.*

Alors, moi je propose que l'on prenne ces « journalistes santé » qui se contentent de recracher des communiqués de presse pour faire du sensationnel, infoutus qu'ils sont d'analyser l'information à la source et de la critiquer avec un peu de distance.

Et puis qu'on prenne les chercheurs qui confondent diffusion du savoir et médiatisation de leur gloire. Qui choisissent d'affoler la presse pour se faire mousser et pour griller le scoop de l'équipe concurrente. Et qui se moquent totalement des conséquences de leur vanité.

Qu'on prenne donc ces soi-disant « journalistes santé » et puis qu'on les pende avec les tripes de ces scientifiques. Haut et court.

Parce que ce chercheur danois, je trouve quand même qu'il ne manque pas d'air. Après avoir mis le feu, il nous explique que, désolé, mais il n'est pas pompier : *Les femmes pourraient désirer diminuer leur consommation d'antalgiques durant la grossesse.* (Mais oui, crétin, les antalgiques, on les prend pour le fun.) *Cependant, en tant que biologistes, ce n'est pas de notre ressort de conseiller les femmes à ce sujet. Nous recommandons aux femmes enceintes de prendre l'avis de leur médecin avant d'utiliser des antalgiques.*

Ah ça ! C'est sûr, je sens qu'on n'a pas fini de ramer entre les explications complexes, la trouille du procès et la nécessité de soulager nos patientes.

Parce qu'il faudra quand même me dire ce qu'on pourra prescrire sereinement à une femme enceinte qui a 40° de température. Vu qu'une fièvre élevée peut elle-même entraîner des malformations. « Vous préférez la spina-bifida ou la cryptorchidie ? Et puis signez-moi, s'il vous plaît, ce papier qui atteste que je vous ai bien informée des risques. Voilà, au revoir et bon courage.

Mais ne stressez pas trop quand même ! »

Chère Roselyne (bis)

4 novembre 2010

Je me dépêche de t'envoyer ce petit mot : je ne suis pas sûr qu'il t'arrive encore si j'écris au ministère dans quelques semaines.
Voilà quelques mois que je t'avais écrit[1]. J'espère que tu as bien reçu les doses de vaccins que je t'avais adressées et que tu en as fait bon usage.
Je voulais simplement te dire que, décidément, les efforts que tu as déployés en compagnie des divers « experts » n'ont pas fini de donner leurs fruits. C'est ce qu'on appelle du travail sur le long terme, et il faut te rendre cet hommage à une époque où l'on accuse trop facilement les hommes politiques de se contenter de naviguer à courte vue.
En effet, je croyais (naïf que j'étais !) que l'on en avait enfin terminé avec ces polémiques autour de H1N1. Eh bien, non !
La moitié des petits vieux que je vois en ce moment me posent à peu près les mêmes questions :
— Au fait, docteur, je n'ai pas trop envie de me vacciner contre la grippe cette année. Il paraît qu'ils ont mis le H1N1 dedans. D'ailleurs, c'est marqué sur la boîte.
Et là, je sais que je suis parti pour une longue et laborieuse exégèse. Expliquer à de braves agriculteurs ce que sont des variants grippaux, des mutations génétiques,

1. Voir « Chère Roselyne ».

l'OMS, les adjuvants vaccinaux et la politique de santé en France, tu conviendras que c'est un exercice pédagogique de haute voltige.
Je prends une grande respiration et j'essaie donc de leur dire que oui, mais non, qu'il y a en effet du H1N1 dans le vaccin, mais qu'on s'en fiche un peu. Que tous les ans il y a des variétés différentes et qu'on ne fait pas vraiment attention à ça. Que H1N1 ou H3N2 ou H127N526, ça n'a pas vraiment d'importance. Que la polémique de l'an dernier, c'était à cause de la conception des vaccins et des « adjuvants », mais que, cette année, les vaccins sont fabriqués comme d'habitude et qu'il n'y a pas plus de craintes à avoir que d'ordinaire. Que, ça, on a bien raison de dire que c'est le bazar et que ce n'est pas étonnant que personne ne comprenne rien à rien, mais que ce n'est pas un motif pour ne pas faire ce qui est nécessaire. Bref.
En général, ça finit avec des yeux un peu ronds, des gros points d'interrogation qui paraissent flotter au-dessus des têtes et puis :
— Bon, mais alors, vous pensez qu'il faut le faire ?
— Mais oui !
— Bon, ben, d'accord, alors, on le fait.
— Voilà !
Jusqu'à présent, il me semble que j'ai à peu près réussi à rattraper le coup, mais, crois-moi, ça me les brise quand même. Et pas qu'un peu.
Alors, voilà, chère Roselyne, si je t'écris ce petit mot aujourd'hui, c'est pour te demander une chose s'il te reste un peu de commisération pour les généralistes français. Cette année, s'il te plaît, surtout ne nous organise pas de campagne médiatique autour de la vaccination antigrippale. Parce que, vraiment, ça n'aide pas.

Bisous.

Étiquette

Je m'occupe d'Astérix.

Astérix, bien évidemment, il a de grosses moustaches. Et puis il est petit, râblé, bourru et il clope. Il n'a probablement pas été très loin après l'école primaire, mais ça ne l'a pas empêché de bosser dur toute sa vie. Comme on dit : il a une gueule.

Je ne l'avais pas vu très souvent jusque-là ; pas le style à courir chez le médecin.

Il y a quelques mois, Astérix a eu un sale accident du travail. Du genre où il aurait pu y rester : quatre côtes pétées à gauche et huit à droite avec un bel hémopneumothorax bilatéral[1].

Astérix a été rapatrié dare-dare en réanimation : drains, oxygène, morphine.

Et le réanimateur de me faire une jolie lettre pour me raconter en détail le séjour dans son service.

Le mardi, le patient présente une fébricule à 38°, mais dans un contexte de pré DT[2] probable avec trémulation, front luisant et hallucinations...

---

1. C'est ce qui arrive quand une côte casse, se déplace et va perforer un poumon. Du coup, il y a de l'air et du sang qui viennent se mettre autour du poumon. Il se ratatine et fonctionne beaucoup moins bien. Quand ça se produit d'un seul côté, ce n'est pas super, mais on a encore un poumon pour respirer. Quand ça arrive des deux côtés en même temps, c'est assez sportif.
2. PréDT : est l'abréviation de prédelirium tremens. Le delirium tremens est un syndrome qui survient lorsqu'un patient alcoolique est brutalement sevré. Il associe de la fièvre, une déshydratation, des tremblements, des délires avec hallucinations, souvent animalières (les fameux « éléphants roses »), parfois des convulsions. Au-delà de l'aspect folklorique, c'est une pathologie grave, potentiellement mortelle en l'absence de traitement.

[...]

Conclusion : M. Astérix, âgé de 58 ans, sans antécédent notable, a présenté un traumatisme fermé du thorax... PréDT probable chez un patient niant par ailleurs toute ingestion d'alcool.

Après la réanimation, Astérix est parti en pneumologie. Et j'ai reçu la lettre de ce second spécialiste (pourtant, c'est mon pneumologue préféré, que je tutoie, qui est très compétent et très gentil avec les patients) :

Biologiquement, on a un bilan hépatique perturbé avec cytolyse. Ces perturbations hépatiques sont à mettre en relation avec un éthylisme antérieur.

Et voilà. Astérix est rentré chez lui avec une belle étiquette qui, forcément, s'imposait vu sa tronche : non seulement il fume, mais en plus c'est un alcoolique. Et un bon puisqu'il a fait son prédelirium tremens et que le foie était abîmé !

Quand je suis passé le voir à la maison, je lui ai posé la question :

— Euh..., dites, il y a les médecins de l'hôpital qui ont l'air de penser que vous buviez un peu trop, là...

— Ah ! non ! C'est pas vrai, ça ! Je vous jure, je bois pas une goutte de vin et pas de bière ! Je fumais, ça c'est vrai, mais je bois jamais ! Je vous jure que c'est vrai. Je vois pas pourquoi je vous le dirais pas.

Et, de fait, je n'imaginais pas bien pourquoi il ne me l'aurait pas dit. D'ailleurs, j'étais assez surpris : je n'avais jamais soupçonné qu'il y avait un problème d'alcool chez Astérix. Mais, bon, on sait ce que c'est. *Dr House* et la faculté nous l'ont appris : le patient est menteur. Surtout s'il est alcoolique ou drogué.

— Bon, ben, de toute façon, il va falloir faire des prises de sang de contrôle pour surveiller le foie. Et puis, si vous êtes d'accord, on fera un dosage qui permet de voir s'il y a un problème d'alcool. Comme ça, on pourra le prouver aux médecins de l'hôpital. ~~Et ça me permettra de te montrer que ce n'est pas la peine de me mentir, espèce d'alcoolo.~~

Ce contrôle s'est avéré blanc comme la neige. Et le bilan hépatique s'est gentiment amélioré pour enfin revenir dans les normes.

Les « perturbations hépatiques » n'étaient pas à mettre en relation avec un alcoolisme, mais avec le fait que le foie est, lui aussi, situé sous les côtes et qu'il avait également bien morflé dans l'aventure.

Quant au *préDT probable avec trémulation, front luisant et hallucinations visuelles,* on peut se dire raisonnablement qu'être attaché dans un lit de réanimation avec des tuyaux et des bips partout, quand on a mal et que pour ça on a des perfusions de morphine à bonne dose, ce sont autant d'excellents motifs pour être dans cet état.

Au final, le patient qui *niait toute ingestion d'alcool* avait bien raison de le faire.

Et nous, médecins (moi compris puisque j'ai également douté), nous nous sommes sacrément bien fourré le doigt dans l'œil.

Raconté comme ça, ça pourrait rester une anecdote amusante, mais, en fait, pas vraiment.

On voit très bien dans les courriers comment le réanimateur a une conviction intime, mais qu'il prend tout de même la précaution de rajouter un « probable » qui laisse la place au doute. Et comment le pneumologue, de bonne foi, transforme ceci en fait acquis et sans nuances.

Connaissant le mode de fonctionnement habituel des médecins en général, et des hospitaliers en particulier, je sais que le risque est grand qu'à l'avenir, un interne ressorte les comptes rendus d'hospitalisation et se contente de recopier, toujours de bonne foi, *Antécédents : éthylisme chronique*.

Et comme ça, de lettre en lettre, une hypothèse diagnostique erronée pourra devenir une vérité médicale dont Astérix devra continuer à se justifier face à des interlocuteurs qui postuleront qu'il est toujours dans le déni...

Il y a des étiquettes qui relèvent du tatouage.

Venez donc avec !

Lorsque j'ai choisi de fuir la ville pour m'installer au vert, je me suis demandé comment ça allait se passer.

Comment « ça » allait passer.

J'étais venu reconnaître le terrain avant de sauter le pas. Dix jours plus tard, nous y étions retournés en couple pour prendre la décision à deux.

En nous promenant dans le village, nous avions croisé le maire.

— Bonjour, Monsieur le Maire !

— Ah ! Bonjour, docteur Borée. Vous allez bien ? Content de vous revoir !

Il me serre vigoureusement la main, puis tend la sienne à mon ami.

— Ah ! voilà, je vous présente mon ami.

Il y eut une seconde d'arrêt. Et j'ai imaginé les réflexions dans la tête de notre brave édile rural... « Son ami ? Eh bien ! Voilà autre chose. Mais, bon, un an qu'on n'a plus de toubib dans le village et que les électeurs me tannent avec ça. J'en ai trouvé un, je ne le lâche pas. Tant pis, on gérera. »

La seconde de réflexion passée, grand sourire et poignée de main énergique.

— Eh bien, soyez le bienvenu !

Nous nous sommes donc installés dans le village et, ma foi, ça ne s'est pas mal passé. Les petits vieux des environs nous portaient leurs légumes et discutaient du beau temps. Régulièrement, mon ami allait récupérer notre chat chez la voisine.

Je savais bien que d'autres faisaient entendre des sons de cloche différents. J'en avais parfois quelques échos. Le Dr Moustache n'a pas pu s'empêcher de baver un peu, et on me le rapportait.

N'empêche que, quand j'étais de garde et qu'ils avaient besoin d'un médecin, il n'y en a jamais eu pour faire les difficiles. Même l'équipe de rugby n'a pas rechigné : bien contents d'avoir quelqu'un pour leur faire les licences avant les entraînements.

Pour moi, l'affaire s'est close un an après mon installation lorsque Madeleine[1] est venue me consulter. Elle m'avait déjà proposé de passer boire un apéritif.

Je n'avais pas encore donné suite, un peu par manque de temps, un peu parce que j'évite de trop mélanger travail et familiarité.

Du haut de ses 87 ans, elle avait décidé de me relancer.

— Je sais que vous êtes chargé, docteur, mais venez prendre un verre à la maison un de ces jours. On ouvrira une bouteille de champagne.

— C'est gentil, madame Madeleine, je vais essayer. Mais, vous savez, je n'ai pas énormément de temps.

— Bah ! Vous le trouverez. Et puis... vous avez un petit copain ?!

— Euh..., oui, en effet.

— Mais venez donc avec !

C'est ainsi que nous y sommes finalement allés tous les deux et que nous avons passé un bon moment à papoter tous les quatre.

1. Voir « Tempus fugit ».

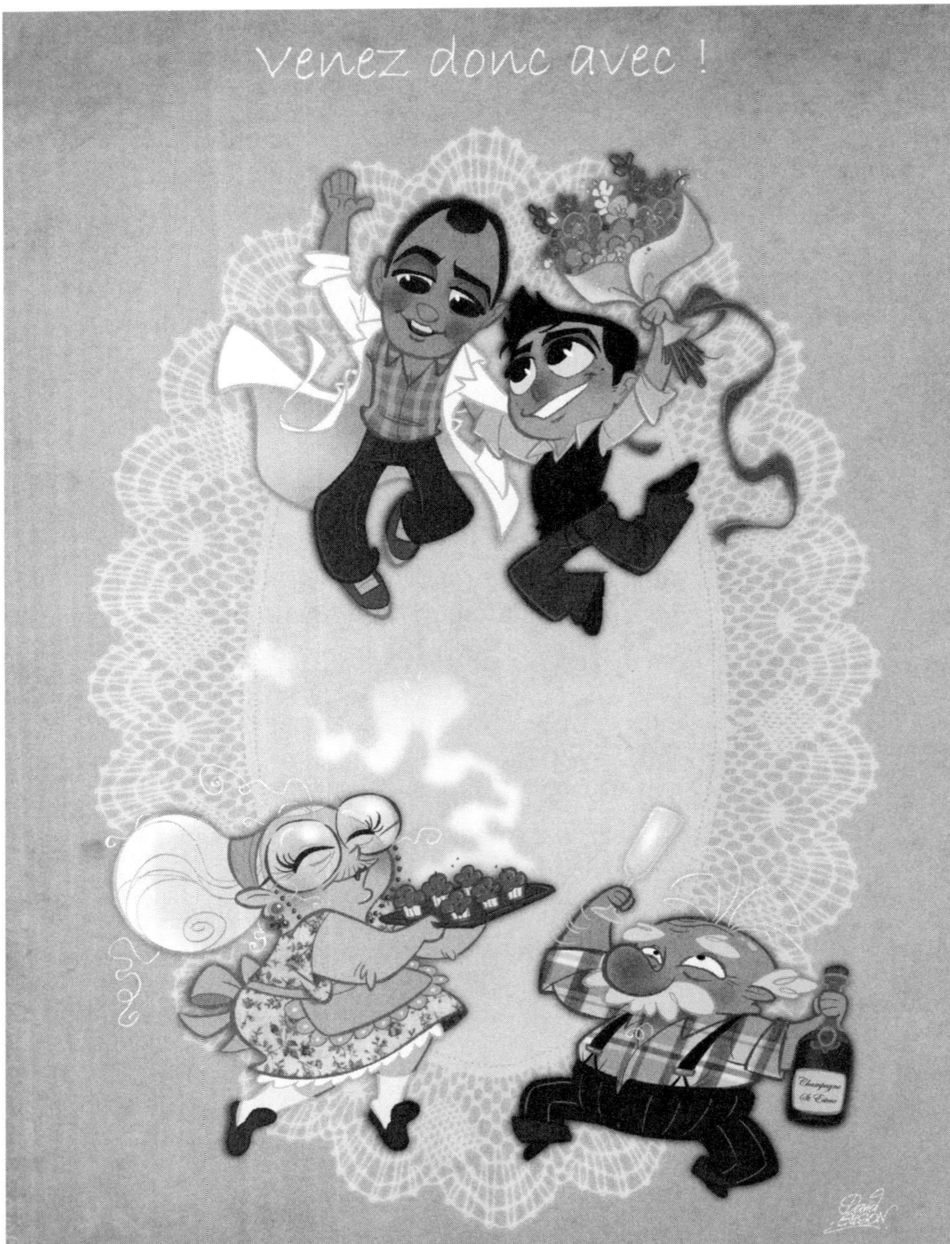
Venez donc avec !

Depuis notre déménagement dans un village voisin, on me demande régulièrement des nouvelles :

— Comment va votre ami ? Il a trouvé un travail ? C'est un tellement gentil garçon.

L'an dernier, Gérard et Madeleine ont tenu à nous inviter pour leurs noces de platine. Très fiers, ils m'ont rapporté la photocopie de l'édition du journal régional relatant cet évènement. Avec grande photo en couleur.

— Regardez, docteur, comme vous êtes beaux tous les deux sur la photo !

Soir de garde

Un soir de garde. Le téléphone sonne vers 23 heures.

— Bonjour, ici la régulation du 15. Pouvez-vous voir une dame de 87 ans qui a fait un malaise et qui se sent oppressée ?

— Groumpf ! OK. Eh bien, j'y vais.

Douze kilomètres de voiture plus tard, j'arrive devant la maison. Le mari m'attend à la porte-fenêtre.

Son épouse est sur le canapé. Elle fait bien 15 ans de moins que son âge.

— Bonsoir ! Qu'est-ce qui s'est passé ?

— J'ai fait un malaise. Je suis tombée d'un seul coup, plus rien ne me tenait, mais je n'ai pas perdu connaissance...

— Elle est tombée comme ça, ici, explique son mari. J'ai essayé de la rattraper, mais je n'avais pas assez de force.

— Bon, d'accord. Et, là, vous vous sentez comment ?

— Un peu oppressée dans la poitrine. Mais ça va mieux.

— C'est arrivé il y a déjà une heure, indique le mari. On ne savait pas quoi faire. Comme elle trouvait que son cœur battait vite, elle a pris un Atarax que lui prescrit le docteur Moustache.

J'examine la dame, je lui fais un électrocardiogramme. Je me félicite qu'il y ait un ancien tracé à la maison pour vérifier si les anomalies que je trouve y étaient déjà. Oui, bon.

— Vous avez combien de tension d'habitude ? Parce que là vous avez 20 sur 9...

— Le docteur Moustache me dit tout le temps qu'elle est normale. Mais il faut que je vous avoue : il y a six mois, le cardiologue a voulu me changer le traitement. Mais j'avais peur que ça augmente les diarrhées que j'ai toujours. Du coup, j'ai arrêté le médicament qu'il me disait, mais je n'ai pas pris le nouveau qui...

— Il faut que tu lui expliques tout ! insiste le mari. Alors, voilà, il y a trois ans, elle a vu le cardiologue, qui lui a prescrit un médicament qui...

— Bon, d'accord, mais on va rester sur l'urgence, là, si vous voulez bien. Madame : vous avez un peu d'eau dans les poumons et les jambes gonflées. Je pense que vous faites une petite poussée d'insuffisance cardiaque. Et, de toute manière, un malaise comme vous avez fait, ce n'est peut-être rien de méchant, mais il faut le prendre comme un signal d'alerte. Je vous envoie à l'hôpital.

— En cardiologie ? demande le mari.

— Probablement en cardiologie, mais elle va d'abord transiter par les urgences pour voir un peu mieux ce qui se passe.

— Ah non ! Les urgences, j'y étais il y a deux ans pour mon infarctus. J'y ai traîné trois jours. Avec des lumières, du bruit, partout. S'il m'arrivait de nouveau quelque chose, je préfère crever à la maison que d'aller aux urgences.

— Oui, mais, là, c'est pour votre épouse.

— C'est vrai que tu ne me remontes pas beaucoup le moral, remarque-t-elle.

— Et ça ne peut pas attendre demain matin ?... s'enquiert le mari. Comment je vais faire, moi, à 87 ans ?!

— Non, ça ne serait pas raisonnable de la laisser ici jusqu'à demain matin.

Dans l'attente de l'ambulance, la consultation s'est poursuivie de la même manière.

Elle qui essayait de ne pas paniquer, mais que je voyais fébrile.

Et lui qui parlait. Beaucoup. Dur, presque dans l'agressivité. Et qui ne parlait que de lui.

Les ambulanciers sont arrivés. Ils se sont occupés de la dame.

Au moment de sortir de la maison, j'ai aperçu le couple s'embrasser. Il avait les yeux rouges, et ses larmes coulaient.

Et j'ai mieux compris. Ce n'était probablement pas un homme égoïste et dur. C'était simplement un homme qui avait la trouille.

Inexium avec un « x »

Lorsqu'un patient âgé revient de l'hôpital, ça ne loupe jamais.

À tous les coups, il y a un somnifère sur l'ordonnance de sortie. Même s'il n'en prenait pas avant.

À tous les coups, il y a aussi un antiacide. Même s'il n'a jamais eu de problèmes d'estomac de toute sa vie.

Et à tous les coups, cet antiacide, c'est de l'Inexium.

L'explication est en fait assez simple et pas si obscure que ça.

Le médicament à l'hôpital ne suit pas du tout les mêmes règles qu'en ville. Depuis 1987, son prix n'est plus réglementé (il existe uniquement, depuis 2004, un encadrement pour les traitements « coûteux »). Le pharmacien hospitalier lance des appels d'offres pour acquérir les produits dont il a besoin pour son établissement.

Généralement, il va référencer une substance par famille, parfois deux.

Il n'est pas nécessaire d'avoir tous les IEC sous la main, mais seulement un ou deux puisqu'ils sont assez largement interchangeables. Idem pour les macrolides, les ARA2 et... les antiacides.

Le pharmacien hospitalier lance donc un appel d'offres du type « Qui me fait le meilleur prix pour 1000 boîtes d'antiacides ??? »

M. Astrazeneca répond un truc du genre : « Mille boîtes ? Pas de problème ! Je vous offre 1000 boîtes d'Inexium. Non, non, non, ne dites rien, ça me fait plaisir. C'est pour moi. Et puis, c'est Noël ! »

Le pharmacien hospitalier se dit alors quelque chose comme : « Mille boîtes gratuites ! Chic alors, la bonne affaire que voilà ! Avec toutes ces économies, je vais peut-être pouvoir payer les trithérapies et les chimios qui me coûtent un max (et qui ne sont pas, elles, interchangeables). »

Le médecin de l'hôpital, lorsqu'il y a besoin d'un anti-acide, note donc « Inexium » puisque c'est le seul qu'il a sous la main et que, en effet, c'est aussi efficace.

Au moment de la sortie, c'est bien souvent l'interne qui rédige la prescription et qui va, généralement, recopier sur l'ordonnance le traitement qui était celui donné durant le séjour.

Déjà parce que ça peut être pénible et compliqué d'aller chercher pour retrouver les médicaments d'avant le séjour à l'hôpital et parce que « c'est pareil ».

Et d'autre part, parce que, dans la logique d'un interne (et de beaucoup de médecins généralistes), le traitement administré pendant l'hospitalisation est forcément le meilleur possible, celui qu'on a soigneusement et laborieusement optimisé (et c'est en grande partie vrai) et qu'il est donc parfaitement raisonnable de le poursuivre lors de la sortie.

Comme beaucoup de généralistes n'osent pas modifier une prescription mise au point à l'hôpital par peur (« S'il arrive quelque chose et que j'ai changé le traitement, on me le mettra sur le dos ») ou par manque de temps/de courage (changer un médicament initié par un spécialiste nécessite un réel travail d'explication et de conviction), ils maintiennent l'Inexium. Pendant des années.

Et M. Astrazeneca, qui est bien plus malin que philanthrope, se dit qu'il a bien eu raison d'offrir ces 1000 boîtes puisqu'elles vont finalement générer la vente de 10 000 autres boîtes en ville. Payées au prix fort.

Cela fonctionne aussi, par exemple, en remplaçant « Inexium » par « Coversyl » et « M. Astrazeneca » par « M. Servier ».

Il faut bien reconnaître qu'avec le fonctionnement actuel, c'est assez imparable. Il nous reste surtout à espérer que les hospitaliers soient un peu plus vigilants sur la question de l'optimisation des coûts de leurs prescriptions (à qualité égale, autant prendre le moins cher), ce qui n'est pas du tout dans leur culture.

Surtout, ils devraient prendre l'habitude de se poser la question lors des sorties d'hospitalisation : « Bon..., ce médicament qu'il avait durant son séjour, est-il encore nécessaire à domicile ? »

Parce qu'au-delà de l'Inexium, énervant, mais sans gravité, ça éviterait aussi quelques conneries avec les somnifères chez les patients âgés. Et, là, c'est vraiment un problème médical.

Quant aux généralistes, ils devraient avoir un peu plus confiance en eux-mêmes : les prescriptions hospitalières ne sont pas forcément parole d'évangile, et on a le droit de les modifier. Si on a de bonnes raisons de le faire.

Modèle parental

Bien souvent, les parents servent de modèles. De manière choisie ou bien subie. « Mes parents ont toujours fait ce qu'il fallait pour qu'on ne manque de rien ; pour mes enfants à moi, ce sera pareil. » « Vous voyez, docteur, dans la famille, tout le monde est nerveux. Ma mère était ner-veuuuse ! Alors, forcément..., moi... »

Elle a 65 ans.

Je la vois tous les trois mois pour renouveler son traitement. Elle me répète souvent qu'elle ne veut pas trop d'examens complémentaires. Ça me va plutôt bien. Je limite les explorations à ce qui est nécessaire et, du coup, elle les fait avec assiduité. Comme la bonne élève qu'elle est.

Elle me parle un peu de ses enfants. Et de sa mère qui a une maladie d'Alzheimer et qu'elle garde chez elle. Comme elles habitent un peu loin du cabinet, c'est un autre confrère qui vient s'en occuper à domicile. Je ne l'ai jamais vue.

Toujours très élégante, bien maquillée, des bijoux. Elle parle d'une manière distinguée que ne laissent présager ni son nom ni son prénom : Paulette Bidochon. On ne s'attend pas vraiment à ce qu'elle articule en arrondissant la bouche.

Et elle est mince. Vraiment mince. En matière médicale, elle s'approche de la maigreur.

Depuis trois ans que je la connais, son poids n'a presque pas varié. Cinquante-sept kilos au plus haut, 54 au plus bas. Aujourd'hui, c'est 55.

Cela fait longtemps qu'elle a une alimentation très frugale à laquelle elle est habituée.

Elle me répète chaque fois combien ce poids est important et pourquoi.

— Si vous connaissiez ma mère. Elle a toujours été énorme ! Toujours. Je me suis juré que je ne serai jamais comme elle. Jamais !

Positifs ou non. Tournés vers l'avenir ou enkystés dans le passé. Guides ou repoussoirs. Dans tous les cas, les modèles et contre-modèles représentés par nos parents sont des moteurs extrêmement puissants.

Autorité

J'aime bien mes patients anglais. Ils sont le plus souvent très sympas, respectueux et plutôt drôles.

Alors que les Français semblent estimer souvent que les généralistes sont tout juste bons à « soigner » les rhumes et à établir des certificats, pour les Anglais, nous sommes d'authentiques notables.

En effet, en Grande-Bretagne, tout médecin est considéré comme une « autorité » apte à attester certains documents officiels. Les premières fois, ça m'a étonné :

— Vous êtes vraiment sûr que c'est à moi de signer ça ?

— Oui, oui, la signature d'un docteur, ça a beaucoup de valeur.

— Bon…

Et, donc, ils me demandent régulièrement de certifier une photocopie conforme à l'original, de tamponner une attestation comme quoi ils sont bien en vie et qu'on peut continuer à leur verser leur pension de retraite ou, mon préféré, de signer au dos d'une photo d'identité : *I, undersigned Dr Borée, M. D., certify that this is a true likeness of Mr John Doe.*

Faudrait que je pense à m'acheter une plume d'oie.

Folie à deux

La folie à deux est une pathologie psychiatrique manifestée par la transmission de symptômes psychotiques d'un individu à un autre. La vision délirante du monde du patient souffrant de cette affection est adoptée par d'autres individus avec lesquels il est en contact.

— Bonsoir, maître.

— Bonsoir, jeune Padawan.

— Maître, je voulais vous poser une question... Quelles sont les qualités indispensables pour devenir un bon médecin généraliste tel que vous ?

— Eh bien, jeune Padawan, avant tout, de l'empathie il te faudra : comprendre les sentiments de ton patient et les prendre en compte tu devras. Ensuite, faire preuve de rationalité et de la plus grande rigueur scientifique, car la Force n'est pas matière à improvisations hasardeuses.

Également, garder ton calme et ta sérénité : ne pas te laisser déborder par tes propres peurs. Sans lui mentir, de toujours chercher à rassurer ton patient tu n'oublieras pas : point n'est utile d'ajouter de l'anxiété à la souffrance. Enfin, constamment respecter son autonomie et lui préserver sa liberté.

— Tout ceci a l'air bien compliqué et abstrait, maître.

— Mais pas du tout ! Laisse ton maître te conter une anecdote et à la lumière tu accéderas...

Je vais te raconter l'histoire de Gilles :

À 55 ans, Gilles est un maçon qui aime le travail bien fait et la table bien mise. Tous les six mois, il va voir son généraliste, le Dr Borée, pour renouveler son traitement pour la goutte et la tension.

Il faut dire qu'il n'aime pas bien ça. Comme beaucoup d'hommes, l'affection qu'il porte aux médecins est inversement proportionnelle à l'anxiété qu'il peut nourrir au sujet de sa santé.

Ah ça ! C'est un angoissé. Du genre à guetter le cancer du poumon derrière une banale bronchite.

Il a donc été voir le Dr Borée parce que son genou avait bizarrement enflé. Le praticien lui expliqua que ce n'était rien de bien méchant : une simple bursite, avait-il dit. Que l'essentiel était d'éviter de s'appuyer sur ce genou. Et que si, malgré tout, la tuméfaction devait persister, il serait toujours temps de reconsidérer les choses.

Au passage, il lui proposa d'augmenter un peu la dose d'amlodipine, espérant mieux réguler la tension qu'elle ne l'était.

Deux semaines plus tard, Gilles, qui n'était guère patient, décida d'aller voir le Dr Notos qui pratiquait à 25 kilomètres de là et qui avait une sérieuse réputation en ce qui concernait les maux des os et des articulations. Peut-être aurait-il une panacée miraculeuse qui ferait disparaître l'enflure ?

Hélas, non. Il confirma les dires de son confrère.

L'examinant, il avisa les jambes et les trouva un peu gonflées.

— Oh ! Oh ! s'exclama-t-il en substance. Voilà qui ne me plaît guère ! Peut-être cela vient-il de votre amlodipine, mais je ne peux exclure qu'il y ait plus dangereux là-dessous. Ne craignez rien, je m'en occupe.

Décrochant son téléphone sur-le-champ, il demanda – et obtint – un rendez-vous en urgence auprès d'un confrère angiologue afin de faire réaliser un examen doppler des veines.

Puis il prit son stylo et s'avisa qu'il était nécessaire de pratiquer un bilan sanguin et urinaire « complet ». Le précédent, que Gilles avait pris soin d'apporter, outre qu'il paraissait bien sommaire, était décidément trop ancien : cinq mois !

Au demeurant, la plume ne servit qu'à signer la prescription puisque celle-ci était la photocopie toute prête d'un bilan modèle aux vertus universelles[1] :

- NFS, plaquettes et réticulocytes
- Vitesse de sédimentation et CRP
- Temps de Quick et taux de prothrombine
- Glycémie à jeun et HbA1C (Gilles n'est pas diabétique, mais des fois que...)
- Créatinine et acide urique
- Cholestérol total, HDL et LDL, triglycérides
- Bilirubine totale, TGO, TGP, GGT et lipase
- Natrémie, kaliémie, chlorémie, protides totaux, calcémie
- Fer et ferritine
- CPK
- Électrophorèse des protéines
- T3, T4, TSH, anticorps anti-TPO et anticorps anti-TG
- Acide folique et vitamine B12
- Protéinurie et microalbuminurie de 24 heures

Si, avec ça, on ne savait pas d'où venaient ces satanés œdèmes, ce serait à n'y rien comprendre !

1. Je suis désolé : seuls les médecins peuvent comprendre l'aspect vraiment extravagant et absurde d'un bilan aussi délirant.

En attendant d'avoir ces résultats, il était urgent d'aller, donc, chez l'angiologue pour le doppler.

— Et, précisa le Dr Notos, appelez-moi en sortant sur mon portable. Même à 22 heures !

Hélas ! L'angiologue confirma ses pires craintes en concluant son examen par : *Absence d'anomalie sur les trajets explorés en dehors d'une insuffisance veineuse plus nette à droite. On peut conseiller une contention élastique, mais il faut certainement rechercher une autre cause (en particulier compressive abdominopelvienne) pouvant participer à la symptomatologie.*

Et voilà ! L'absence de tout élément vraiment inquiétant lors de cet examen ne pouvait signifier qu'une chose : il y avait bien plus grave en dessous, et ce serait certainement d'autant plus redoutable que c'était bien caché...

— Ne vous inquiétez pas ! dit-il au téléphone. Je m'occupe d'organiser le scanner en urgence. Vous, faites la prise de sang. Et venez me voir jeudi à 16 heures avec les résultats.

Ainsi fut fait. Si le scanner ne révéla rien d'autre qu'un foie un peu gras, en harmonie avec le patient, il n'en était pas de même de la prise de sang...

Elle montrait une ferritine augmentée à 1600 ng/ml ! Et des gamma GT à 84 ! Et des triglycérides à 2,66 grammes[1] ! Par chance, le reste du bilan était normal... Pour combien de temps encore ?

Et le Dr Notos d'expliquer à Gilles qu'il souffrait probablement d'une terrible maladie appelée « hémochromatose ». Qu'elle attaquait son foie et qu'il faudrait certainement lui faire des saignées le reste de sa vie.

Il prit donc logiquement un rendez-vous chez un gastroentérologue hospitalier, prescrivit une nouvelle

1. Ces résultats ne sont en réalité pas vraiment extraordinaires.

analyse sanguine complémentaire (NFS à nouveau, temps de saignement, TCA, facteur V, bilirubine, lipase (oui, oui, encore), fer, transferrine, immunoélectrophorèse, facteur II, facteur VII et facteur X). Oui, voilà, ça a l'air bien.

Il tendit une ordonnance pour des semelles en précisant :

— Ça n'a rien à voir, mais prenez rendez-vous chez monsieur Lasole, qui est podologue. Il vous fera des semelles, vous en avez besoin... Et puis revenez me voir le 3 à 17 heures. Ça fera 35 euros, merci.

Heureusement pour lui, Gilles avait une épouse qui était tout de même moins encline à l'affolement. Elle avait eu la précaution de lire les notices des médicaments et avait pris sur elle de demander à son homme de revenir à l'amlodipine 5 mg qu'il avait auparavant. Depuis, ses œdèmes avaient disparu.

Elle lui avait également dit qu'il serait peut-être opportun de revoir le Dr Borée pour faire le point.

Lorsque celui-ci découvrit le désastre, il se désola et trouva que c'était allé décidément bien loin pour une simple bursite de genou. Et qu'il était temps d'arrêter ce manège infernal.

— Voilà, jeune Padawan. Comprends-tu mieux à présent ce que ton vieux maître voulait dire ?

— Je crois, maître... Empathie, rationalité, rigueur scientifique, sérénité, réassurance et liberté du patient... Le docteur Notos a tout fait à l'envers ! Mais ce n'est là qu'une caricature imaginaire, heureusement.

— Je n'en jurerais pas...

***

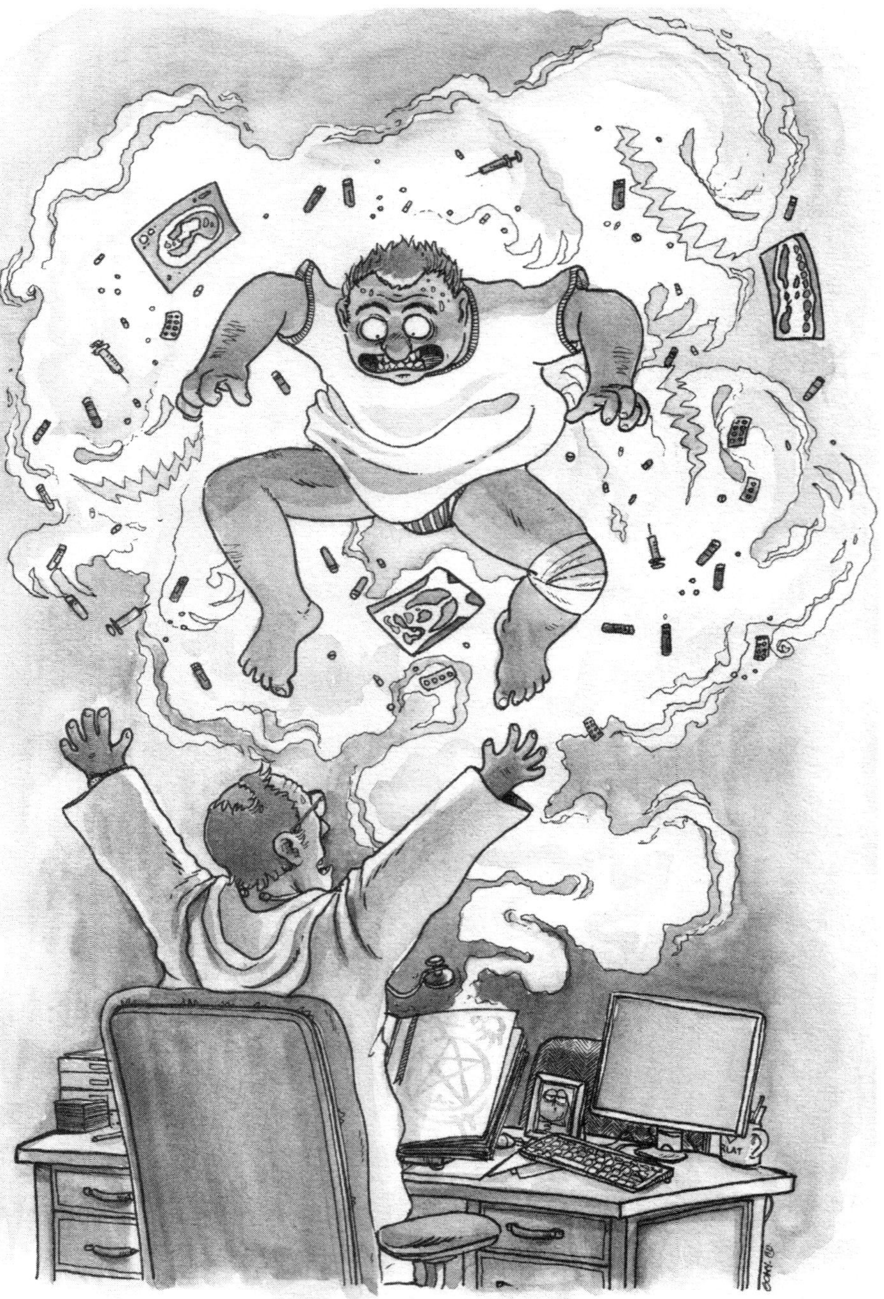

Quelques remarques pour les non-médecins :

La ferritine, qui a tellement affolé le Dr Notos, constitue en quelque sorte les réserves en fer de l'organisme. En gros, la moelle osseuse y puise le fer nécessaire à fabriquer l'hémoglobine des globules rouges. Les chiffres « normaux » sont déjà très fluctuants d'une personne à une autre et d'un moment à un autre (la « norme » varie d'un facteur un à dix).

Elle peut être augmentée dans tout un tas de situations de gravité et de significations très, très hétérogènes.

Bref, autant quand elle est basse, on peut le plus souvent dire que ça signe un manque de fer, autant quand elle est « trop haute », c'est la bouteille à l'encre.

En l'occurrence, la ferritine est habituellement majorée chez les personnes obèses et trop bien portantes. L'hyperferritinémie est un des éléments classiques de ce que l'on appelle de manière générale les « surcharges métaboliques ».

Gilles présentait ce tableau de manière flagrante (obésité, hypertension, goutte). C'était donc tout sauf un scoop.

Bien évidemment, en aucun cas, le dosage de la ferritine ne fait partie du bilan de base d'œdèmes des jambes.

Quant à l'hémochromatose que le Dr Notos a annoncée à Gilles, il s'agit d'une maladie génétique dans laquelle l'organisme n'arrive pas à se débarrasser du fer. Dans ce cas, la ferritine est vraiment très augmentée (chez un homme de l'âge de Gilles) et il y a d'autres anomalies, indispensables à rechercher, avant d'évoquer le diagnostic.

Cette pathologie est d'ailleurs la seule indication qu'il reste à la très médiévale saignée.

L'amlodipine que prend Gilles pour son hypertension fait partie des traitements de la tension les plus utiles.

Cette famille de médicaments présente malheureusement un effet secondaire assez fréquent (jusqu'à 30 % des patients) : les œdèmes, des jambes en particulier. Il s'agit d'un effet indésirable bénin, mais gênant. Il suffit généralement de diminuer la dose pour faire disparaître ces œdèmes.

Ce qu'a spontanément fait l'épouse de Gilles.

Chaos

Simon, je t'aime bien. Cinq ans à te suivre. Plus ou moins selon ton humeur.

Ta putain d'humeur qui joue aux montagnes russes.

Malgré tous les traitements que le psy a déjà essayés, rien n'y fait. Comme le yoyo sur son fil, tu sais que, lorsque tu es en haut – un peu trop haut d'ailleurs –, tu vas redescendre. Immanquablement.

Tu commences à bien te connaître. Tu les sens arriver, les embardées.

Mais tu ne parviens quand même pas à les empêcher. Et nous, pas tant que ça non plus.

Parfois, lors des consultations, tu me parlais de tes projets, des entreprises que tu voulais créer, des idées qui fusaient. Ça paraissait chouette. J'essayais tout de même de te glisser qu'un poste d'employé dans un boulot pas trop stressant, aux horaires fixes, ce serait sûrement mieux pour toi.

Plus souvent, tu arrivais et c'était marée basse. Aucune énergie, tu passais ta journée devant la télé, envie de rien, même pas de fumer ! Tu te secouais à peine pour venir faire le plein de médicaments.

Tu avais un travail. Tu en as eu plusieurs, en fait. Mais qui peut suivre ton rythme dans une entreprise normale ? Entre les moments où tu fais n'importe quoi en te prenant pour Superman et ceux où tu plonges jusqu'à ne plus te lever le matin pour aller bosser.

Tu as même eu une copine. Ça a tenu quelques mois, peut-être un an. Ça m'avait fait plaisir, j'avais cru que ça pourrait t'aider à te stabiliser. Mais elle aussi, elle a fini par se lasser et par avoir peur. Tu es de nouveau tout seul avec ta mère et tes frères pour te rendre visite.

Un an et demi que je ne t'avais pas vu. J'avais eu quelques nouvelles de toi, je savais que tu étais dans une phase basse qui persistait. En fait, tu n'allais même plus chez le psy et tu ne prenais plus aucun médicament.

Tu es quand même revenu me trouver parce que tu avais mal au bide. Vraiment. Et que ça ne pouvait plus durer.

Forcément. Six mois que tu te nourrissais de pâtes et de sauce tomate. Exclusivement.

C'était ta sortie hebdomadaire. Rapidement, l'aller-retour chez l'épicier pour refaire le stock. Surtout ne pas traîner. Et le reste de ta semaine, tu le passais dans ton lit à regarder la télé.

Tu n'étais même pas exactement triste. Jamais tu n'as parlé de mourir.

Tu étais seulement vide.

— Je ne suis pas vraiment malheureux comme ça. C'est encore en restant allongé sans rien faire que ça va le moins mal.

Tu m'as dit que tu n'avais simplement pas envie d'essayer de t'en sortir. Ni d'en finir pour autant.

Et tu m'as demandé :

— D'ailleurs, pourquoi les médicaments ne marchent pas ?

Qu'est-ce que j'en sais, mon pauvre Simon, pourquoi les médicaments ne marchent pas chez toi ? Pourquoi ta tête t'impose-t-elle cette danse infernale, deux pas en avant, trois pas en arrière ?

Tu n'es pas fou. Je ne t'ai jamais connu délirant, seulement un peu *too much* par moments. Tu as parfaitement conscience de ta maladie qui te pourrit la vie, comme le diabète peut pourrir celle d'un diabétique.

On a parlé politique ensemble à l'occasion, on a plaisanté. Tu es sympa, tu sais être drôle.

Tu as mon âge.

Qu'est-ce qui a cloché ? Qu'est-ce qui fait que je suis le médecin et que tu es le patient ?

Qu'est-ce qui fait que tu n'arrives pas à avoir un boulot, une copine, une vie de famille peinarde ? Que tu es le spectateur impuissant de ton propre chaos pendant que je suis ma route tranquillement ?

J'aimerais tellement pouvoir t'aider mieux que ça, Simon. J'aimerais pouvoir te dire que ça va passer, qu'on va te guérir, trouver un super médicament qui marche à tous les coups, que tu pourras mener une vie comme celle des autres.

Même si tu es d'accord, j'aimerais pouvoir faire mieux que de t'envoyer à l'hôpital le temps que le balancier reparte dans l'autre sens.

Jusqu'à la prochaine fois.

Cher ami hospitalier

Oui, cher ami hospitalier,

J'opte donc pour la forme écrite afin de te faire part de mon (petit) agacement. Je te l'aurais bien dit de vive voix, mais, justement, ta secrétaire, ou une infirmière du service, m'a une nouvelle fois expliqué que je ne pouvais pas, mais alors vraiment pas, te parler parce que (au choix) :

- tu n'étais pas encore arrivé ;
- tu étais en « staff » ;
- tu faisais la visite ;
- tu n'étais pas dans le service ;
- tu étais en train de manger ;
- tu étais en consultation ;
- tu étais parti, merci de rappeler demain « en journée » parce que, là, il est déjà 16 h 58.

Et, vraiment, vraiment, je dois te dire que, lorsqu'on me soutient qu'on ne PEUT pas te déranger quand tu es en consultation, mais qu'on peut noter mon numéro et que tu me rappelleras « plus tard », ça m'énerve.

Oui, je sais, ce n'est jamais agréable d'être interrompu en cours de consultation ou de visite.

Moi-même, ça me pèse quand le téléphone sonne et que je suis avec un patient.
Mais, en général, quand je cherche à te joindre et que j'insiste un peu, c'est vraiment que j'ai un problème. Avec un patient, qui est bien souvent le tien aussi d'ailleurs. Et qui est en face de moi.
Et quand tu me rappelleras « plus tard », l'ennui, c'est que ce sera à mon tour d'être « en consultation ».
Je sais bien que mes consultations de généraliste n'en sont pas des vraies et que c'est beaucoup moins important de les interrompre que celles des spécialistes, mais quand même. Et puis le souci, c'est que le patient qui me posait problème, lui, il sera reparti, que j'aurai peut-être son voisin ou sa belle-sœur en face de moi et que ce sera beaucoup plus compliqué de se parler tranquillement.
Et si, après notre discussion, il faut que je dise quelque chose à mon patient, si je dois le réexaminer, ou lui faire une lettre ou une ordonnance, il va falloir que je le rappelle, peut-être que je le fasse revenir. Ça ne sera pas très confortable pour lui et probablement pas tellement pour moi non plus.
Donc, voilà : si tu pouvais faire passer un petit message à ta secrétaire pour lui dire que, quand un généraliste te téléphone et qu'il insiste en semblant avoir un problème, ça mérite, sauf impossibilité absolue, qu'on vienne te déranger. Ce serait vraiment, vraiment sympa. Merci d'avance.

Bisous,

Borée

P.-S. – Que ce billet soit également l'occasion de rendre un hommage sincère aux confrères hospitaliers, modestes assistants ou chefs de service de CHU, qui me répondent systématiquement quand je les appelle et qui acceptent de prendre un peu de leur temps pour m'aider.

Très franchement, sachez combien je vous en suis reconnaissant et que je vous apprécie pour ça. Comme il n'y a pas de hasard, vous êtes aussi bien souvent ceux qui sont les plus disponibles pour vos/nos patients. Honneur à vous.

Marmotte

J'aime beaucoup Mylène. Elle a 61 ans et c'est une très bonne élève.

Elle est gentille comme tout, et c'est un plaisir de s'occuper de son diabète.

Vingt-trois ans de diabète et onze d'insuline, mais elle garde son poids stable, fait ses quatre injections quotidiennes, ses surveillances glycémiques et ses prises de sang. Son hémoglobine glyquée ne bouge pas de la zone 7-7,5.

Si j'aime beaucoup Mylène, j'ai encore plus de tendresse pour Alice.

Alice est la compagne de Mylène. Depuis 36 ans.

Et, autant Mylène pourrait aisément donner le change, autant Alice est un stéréotype sur pied. Le visage rond comme le corps, les cheveux courts, elle fume, et sa voix rocailleuse a un amusant accent parisien.

Toujours bougonne, mais le cœur sur la main, elle passe son temps à râler du haut de son mètre 56. Avec sa voix de clopeuse, elle me lance des expressions que je ne connais pas.

— Oh là là là là lààà ! Encore une prise de sang ! C'est le bruuuun... Et je dois revenir dans un mois ?

— Oui. Entre votre diabète, votre bronchite chronique, vos reins et vos yeux, il y a trop de problèmes pas réglés chez vous.

— Et Mylène, elle, c'est pour trois mois que vous

lui faites l'ordonnance. C'est la bonne élève, et moi, le cancre..., je sais.

J'appelle Alice « mon gentil bouledogue ». Ça nous fait rire.

Je crois que je n'ai jamais su comment elles ont atterri dans notre trou paumé où elles n'ont aucune attache. Elles habitent dans notre microcité HLM et donnent un coup de main au Secours pop'.

Il y a un mois, elles m'ont demandé de passer chez elles : Alice avait une bronchite et était trop mal fichue pour conduire.

Elle était installée dans son canapé. La télé allumée diffusait une sorte de vidéogag. Le chat ronronnait sur son fauteuil.

Le buffet était encombré des bibelots habituels : poupées en porcelaine avec plumes et paillettes, boules à neige... Un poster de Johnny Hallyday décorait le mur. Il y avait encore le sapin de Noël.

Je me suis posé à côté d'Alice, j'ai écouté ses poumons : rien de catastrophique. Après lui avoir pris la tension, nous sommes restés une minute ou deux, assis et silencieux, à regarder les gags qui défilaient à l'écran.

J'ai fini par sursauter.

— Bon..., euh..., ben, je crois qu'il n'y a rien de bien méchant. Je vous fais une ordonnance pour du paracétamol.

— Bon, ben, alors, ça va, me répond Alice. Dis voir, la vieille, tu me ferais une marmotte ?

— C'est quoi, une marmotte ?

— C'est une tisane de chez elle.

— Et vous l'appelez « la vieille » alors qu'elle a cinq ans de moins que vous ?

— Rhrhrhrhr ! Ça fait 36 ans que je l'appelle la vieille !

Alice s'est alors levée pour me montrer une ancienne

photo encadrée, en noir et blanc : Mylène, 25 ans, mince, blonde, très jolie et avec le même visage que je lui connais.

— Et vous avez aussi une photo de vous quand vous étiez jeune ?

— Ah ! ouais, celle de mon permis, je vous la cherche.

Et elle m'a rapporté cet improbable cliché d'une jeune femme de 20 ans, vraiment très sexy, avec de superbes boucles brunes et un air mutin.

— Oh ! Ben, vous étiez drôlement belle également !

— N'est-ce pas ? Rhrhrhrhrhrh !

Au fait, vous voulez une marmotte, vous aussi ?

Le sexe des femmes et le pouvoir des médecins

J'ai eu une externe de quatrième année en stage. Charmante et intelligente. Un vrai plaisir, comme souvent.

Je me souviens d'une consultation avec une jeune femme. C'était en fin de journée, il faisait beau, on avait le temps, et tout le monde était de bonne humeur.

On parle gynécologie. La patiente me dit l'exigence de son gynéco de lui faire des frottis tous les ans et qu'elle n'aime pas bien ça.

Je me tourne vers l'externe, je lui demande ce qu'elle en pense. La conversation s'engage à trois.

Cette étudiante, qui sera bientôt médecin et sera, j'en suis sûr, une soignante attentive, nous explique que c'est son gynécologue qui lui prescrit sa contraception et qu'elle le voit donc tous les ans. Qu'il exige qu'elle ait, chaque année, un examen au spéculum avec un frottis. Que, sinon, il refuse de lui renouveler sa pilule. Qu'il lui demande toujours de se déshabiller intégralement et qu'il lui fait une palpation des seins.

Et je découvre, stupéfait, que tout cela lui paraît absolument naturel. Une obligation désagréable, certes, mais une obligation évidente qu'il n'y a même pas à questionner.

Les échanges lors de cette consultation et par la suite ont été, je crois, une vraie révélation mutuelle. Cette externe, qui n'imaginait pas qu'un examen gynécologique puisse se dérouler différemment, a ensuite fait un réel travail de recherche sur la manière dont ça pouvait se passer, ailleurs, et sur le ressenti des femmes.

Et je lui ai validé son stage. (Oui, bon..., j'ai toujours validé les stages. Disons que je l'ai validé avec enthousiasme.)

Je passerai rapidement sur l'inutilité de pratiquer un examen gynécologique chez une jeune femme de moins de 25 ans qui ne se plaint de rien. En plus d'être sans intérêt thérapeutique, c'est même assez inacceptable avant 20 ans, à un âge où l'on est encore dans la découverte de son corps et de la sexualité.

Si on veut installer l'idée que le sexe, plutôt qu'une source de plaisir amoureux, est un danger permanent qu'il convient de médicaliser et, ainsi, de génitaliser, c'est sûrement un très bon moyen.

Je ne m'attarderai pas davantage sur le pur scandale que représente ce chantage à exiger que le patient se plie aux contraintes qu'on entend lui imposer sous peine de se voir refuser toute prise en charge.

Rappeler à une femme de 30 ans que le frottis est important, c'est notre boulot. Refuser de lui prescrire sa contraception si elle n'accepte pas de s'y prêter, c'est lui placer un revolver sur la tempe. C'est une relation de pouvoir et pas une relation de soins.

Ce que j'ai trouvé vraiment édifiant dans ce dialogue, c'est combien certaines de nos maltraitances pouvaient être perpétuées non pas parce que les soignants français seraient fondamentalement malveillants (il y a bien quelques connards sadiques dans le lot, mais ils sont très minoritaires), mais parce que, tout simplement, ils ne se posent pas assez de questions. Même pétris d'une réelle volonté de bien faire, des soignants peuvent être maltraitants au nom du seul « on a toujours fait comme ça ».

Mais, de toutes les pratiques de certains médecins, il en est une qui me scandalise plus que les autres...

Je discutais un jour avec un gynécologue. Un jeune, de ma génération. Même pas l'excuse d'être un vieux rabougri.

— Ah bon ? Tu les fais déshabiller intégralement, tes patientes ?

— Ouais, bon, elles ont le droit de garder les chaussettes, hein !

— Mais pourquoi ?

— Ben, c'est comme ça. C'est quand même plus simple. Qu'est-ce que ça change ? De toute façon, elles me montrent bien leur chatte. Et puis elles ont été habituées comme ça.

Le cadre n'était pas à la polémique. Ce confrère était tellement loin du moindre questionnement que je n'ai pas voulu mener la bataille. J'ai donc lâchement laissé la conversation bifurquer et je me suis seulement dit que j'éviterais dorénavant de lui adresser des patientes.

Mais j'avais quand même envie de lui hurler que ça changeait tout. Que se retrouver à poil, allongée à la disposition du médecin, c'était accepter clairement une position de soumission totale. Que c'était mépriser complètement la pudeur des femmes.

Et, surtout, que ça n'avait aucune, mais alors aucune justification. Que ça ne servait à rien de rien.

Ah ! si... À faire gagner peut-être 30 secondes au praticien.

Parce que, si vraiment on veut faire un examen génital et palper les seins, il faut quand même le faire en deux fois.

Même le plus habile des gynécologues n'arrivera pas à faire les deux choses simultanément. Il n'est donc pas très compliqué d'enlever le bas, faire l'examen génital, laisser la femme remettre son pantalon ou sa jupe, puis enlever le haut pour s'occuper des seins.

Alors, oui, ça prendra un tout petit peu plus de temps, mais ça me semble tout de même infiniment plus respectueux.

Considérer que ces quelques secondes économisées sont plus précieuses que l'humiliation inutile subie par notre patiente, c'est avoir décidément une très haute opinion de soi-même et faire bien peu de cas de l'autre.

Ou alors, si ce n'est pas une question de gain de temps, c'est encore pire : une attitude, peut-être même inconsciente, visant clairement à asseoir la domination du praticien (que ce soit un homme ou une femme ne change rien) sur son patient.

Lors d'un examen gynécologique, refusez de vous déshabiller intégralement si ça doit susciter la moindre gêne chez vous. Car rien ne le justifie.

Et n'hésitez pas à vous tourner vers un autre médecin s'il veut vous l'imposer. C'est un viol de votre intimité et ce n'est pas parce que l'autre porte le titre de « docteur » qu'il ou elle en a le droit.

La noblesse de la médecine, c'est de prendre soin de nos patients. Ce n'est pas d'exercer notre pouvoir sur eux.

Inspiration

Auscultation, inspection, palpation.

Olfaction.

Le karité des cheveux de mon Ivoirienne.
La vieille fumée ancrée dans la peau.

L'odeur de propre du tricot de Madeleine.
Celle de crasse des vieux garçons.

L'odeur limpide d'un nourrisson.
Celle qui pique d'une couche pleine.

L'odeur louche de la maison de retraite.
Les fesses enduites de Mitosyl.

L'odeur de l'alcool, l'haleine chargée.
Celle du musc sous les bras.

L'odeur de foin des paysans l'été.
Le déodorant du commercial.

L'odeur des ulcères et des kystes sébacés.
La transpiration de fin de journée.

L'odeur du sang, du désinfectant, celle de l'éther.
Le café préparé par la secrétaire.

L'odeur de la vie, l'odeur de la mort.
Mes narines se remplissent de vos corps.

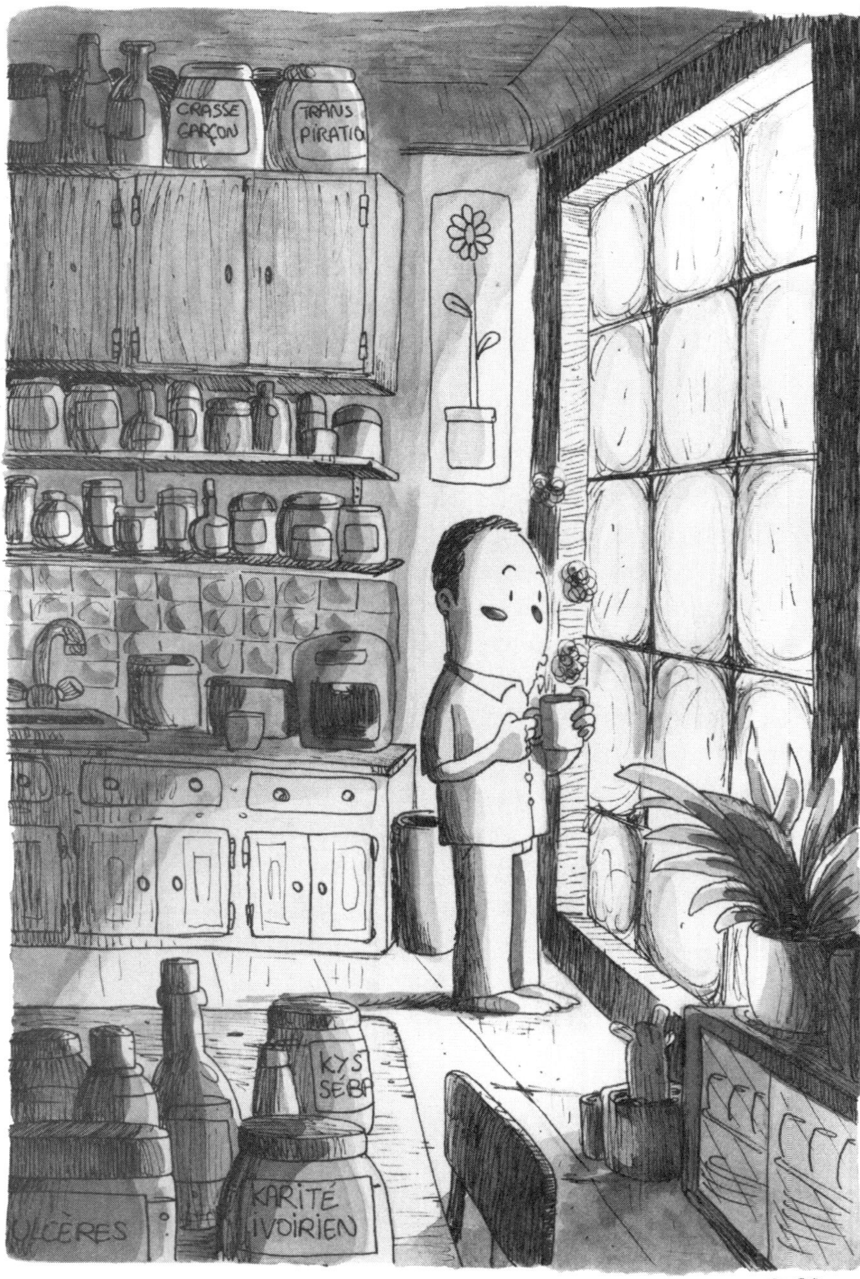
CRASSE
GARÇON
TRANS
PIRATIO
KYS
SÉBA
ULCÈRES
KARITÉ
IVOIRIEN

SESS

Lettre à Harry

Cher Harry,

Je te fais ce petit mot pour te dire simplement que je t'aime bien. Tu es un patient très agréable.
Déjà, tu es quelqu'un d'impliqué : nous discutons ensemble des décisions concernant ta santé. C'est très motivant pour moi.
Il est vrai que tu as un bon niveau socioculturel, comme on dit, et que ça m'oblige à défendre solidement ce que je te propose. Encore que je me mette peut-être plus d'exigences que tu n'en as toi-même.
Un patient impliqué, mais pas chiant. Tu sais rester en retrait, juste ce qu'il faut. Quand j'ai des arguments clairs, tu me fais confiance. Plusieurs fois, tu m'as répété :
— C'est vous le médecin, je vous laisse décider.
Parfois, tu n'es pas d'accord avec ce que j'envisage. Tu me le dis clairement, nous en discutons, nous trouvons un terrain d'entente. Comme la fois où je t'ai proposé de consulter un cardiologue. Tu n'en avais jamais vu et, avec ta tension, ta clope... Tu m'as répondu :
— Vous m'avez déjà fait un électrocardiogramme. Qu'est-ce qu'il me fera de plus que vous ?
Ce n'était pas une flatterie, juste un constat neutre.
J'ai bien tenté :

— Une épreuve d'effort, ça serait bien.
Mais tu m'as répondu :
— Et avec tous les travaux que je fais dans ma maison, vous ne croyez pas que je la fais tous les jours, cette épreuve d'effort ?
Ce n'était pas vraiment faux et je n'ai pas insisté.
Je sais que ce n'est pas la peine de t'emmerder si je n'ai pas de solides raisons pour ça. Comme la fois où tu m'as dit que tu avais enfin arrêté de fumer. Mais que tu continuais à t'offrir trois cigares par semaine, en essayant de ne pas trop inhaler. Je t'ai félicité. Et je t'ai foutu la paix pour tes petits écarts. Tu n'avais pas besoin de moi pour savoir que zéro, c'est mieux.
Ah ça ! Il faut le reconnaître, tu es un patient agréable. L'inverse de ce que la plupart des médecins diraient de leurs patients enseignants. Ou, pire, des autres professionnels de soins.
C'est vrai : quoi de plus pénible à ~~soigner~~ essayer de soigner qu'un autre médecin ? On avait même évoqué le sujet lors d'une de nos conversations, tous les deux.
Ce n'est plus de l'art, ça devient de la magie ! Il faut deviner ce qu'il ne dit pas puisqu'il croit qu'on le sait déjà, ce qu'il sait et ne sait pas, pour ne pas donner l'impression qu'on le prend pour un ignare tout en lui fournissant une information médicale complexe. Et partir du principe qu'il s'automédique en dépit du bon sens scientifique !
Combien de témoignages de médecins qui font pour eux-mêmes ou pour leurs proches ce qu'ils ne feraient jamais pour leurs patients ? À croire que, dès que l'on est impliqué personnellement, on abandonne toute rationalité.
Et lorsque l'on se décide, dans un moment de luci-

dité, à confier sa santé ou celle de ses enfants à un autre médecin, il nous est insupportable de renoncer à interférer avec le soin. On pose des questions tordues, exigeant des réponses impossibles que l'on serait bien en peine de fournir nous-mêmes. On bidouille les traitements, on arrange à notre sauce, on ajoute une ligne sur la prescription de prise de sang, on se plonge dans la littérature, on demande un second avis, des fois que… Pour se retrouver, bien évidemment, avec trois opinions différentes : celles des deux confrères et la sienne.

Quand je vois parfois comment je me comporte avec le vétérinaire pour mes chiens, je me fais peur pour le jour où j'aurai un pépin sérieux.

Non, vraiment, soigner un médecin, c'est l'enfer ! Tout l'inverse de toi.

Donc, voilà, je voulais simplement t'écrire ces quelques mots pour te remercier.

Et pour t'avouer que tu m'intimides un peu, quand même.

Lorsque tu me dis que tu me fais confiance et que tu me laisses décider, je me sens parfois bien petit.

Bien humble face à toi qui, jusqu'à ta retraite il y a deux ans, dirigeais le service de néphrologie d'un hôpital anglais.

Si, un jour, j'ai besoin d'un autre toubib pour s'occuper de ma petite santé, ce serait pas mal que j'arrive à jouer le jeu comme toi tu le fais.

Merci, confrère.

Les vieux jours

Voici trois ans que je m'occupe d'André. Et autant que je suis le médecin traitant officiel de Paulette, son épouse. Mais, elle, je ne l'ai pas vue souvent.

Il y a six mois, j'étais de garde un dimanche et on m'a appelé pour André qui avait fait une attaque.

Une vilaine attaque, en fait, qui a touché le cervelet. Ça n'a pas tué André et ça aurait peut-être mieux valu pourtant. Il en garde des troubles de l'équilibre, une surdité d'un côté et surtout des tremblements incontrôlables qui lui pourrissent la vie. Et contre lesquels on ne peut à peu près rien faire.

Le mois dernier, je suis allé le voir à domicile pour renouveler son traitement.

Dehors, des ouvriers démontaient des clapiers devenus inutiles. André était installé dans la cuisine, sa femme était là, le poêle à bois chauffait la pièce.

J'avais à peine fini de prendre la tension que Paulette a attaqué :

— Docteur, ça commence à être vraiment difficile. J'ai de plus en plus de mal à l'habiller et à le mettre au lit.

— Ah ? Mais il ne peut pas le faire seul ?

— Mais pensez-vous ! Si je le laissais faire, il se coucherait n'importe comment dans son lit. Je ne peux pas le laisser sans couvertures !

— Tu parles ! Avec elle, il faut que je sois bien droit, bien en ordre, avec la couverture bien bordée et remontée sous le menton. Elle ne supporte pas que je me couche comme je veux et comme je peux.

— Eh bien, ça n'a pas l'air d'aller très fort entre vous. Peut-être, madame Paulette, qu'il faudrait laisser votre mari se débrouiller un peu plus. Il est encore capable de faire l'essentiel. Et, vous, monsieur André, laissez votre épouse vous aider un peu quand elle le propose.

Paulette m'interrompt :

— Mais vous ne savez rien, docteur ! On n'est pas un couple normal. Je ne vous en dis pas plus. Notre fils nous a déjà demandé pourquoi on n'avait pas divorcé. Ça ! Si j'avais eu les moyens, ça ferait longtemps que je serais partie. Mais je ne touche rien, alors, je suis bien obligée de rester. On ne s'aime pas, c'est sûr, mais je veux avoir bonne conscience et qu'on ne puisse pas me reprocher de ne pas m'être occupée de mon mari. Et pourtant, il m'en a fait baver...

— Ne l'écoutez pas, docteur ! C'est une sale bête. Avec elle, je ne peux jamais ouvrir la bouche. Elle veut toujours avoir raison. Et il faut toujours lui obéir, toujours faire comme elle a décidé. D'ailleurs, elles sont toutes comme ça, les femmes, dans sa famille. Des sales bêtes, je vous dis ! Et qui aiment l'argent. Ah ! Quand la pension arrive, elle est toute contente et tout va bien pendant trois jours, et puis après, ça recommence...

Et ils ont continué à vider leur sac et à se déchirer devant le témoin muet et abasourdi que j'étais devenu.

Après quelques minutes, Paulette a décidé qu'elle devait aller voir les ouvriers et j'ai pu finir mon ordonnance.

Hier, elle m'a téléphoné pour me dire que je devrai repasser pour les médicaments, mais que c'était de plus en plus difficile : André en fait de moins en moins et, même s'il demande à demeurer à la maison, bientôt elle n'en pourra plus et il faudra bien trouver une solution.

Je ne sais pas encore comment je vais gérer ça et comment je vais pouvoir les aider à vivre le temps qu'il leur reste.

Au final, j'ai bien le sentiment que, dans cette affaire, il n'y a aucun coupable, mais deux victimes.

Deux victimes d'une époque où ça ne se faisait pas de divorcer et où, de toute façon, être une épouse à domicile liait aussi sûrement elle à lui que lui à elle.

Pour le meilleur et pour le pire.

Dior

Chacun ses trucs. Tout médecin, même un généraliste, a des domaines qu'il aime et d'autres, moins ; des choses qu'il maîtrise et d'autres qu'il tâche d'éviter. Question de goûts personnels, de hasards lors du cursus des études, d'opportunités, de géographie.

Si vous vous êtes tordu une cheville ou fait un lumbago, vous n'êtes pas obligé de venir me voir.

Je ne serai peut-être pas totalement nul, mais je ne serai pas très bon non plus. Et, en tout cas, vous aurez du mal à me motiver.

Je ne sais pas pourquoi, mais tout ce qui concerne les muscles et le squelette, je n'ai jamais réussi à m'y intéresser vraiment. Et puis, de toute façon, ça se termine quand même à peu près toujours pareil : paracétamol, anti-inflammatoires, repos. Parfois une attelle.

Si vous avez un enfant à me montrer, par contre, vous serez les bienvenus : ça m'amuse et je saurai m'y prendre.

Si vous avez un problème de cardiologie ou de médecine interne, venez ! Je suis à peu près au point et je vais me passionner à décortiquer votre cas.

Si vous faites un infarctus ou un coma hypoglycémique, faites-moi appeler ! J'ai fait quelques mois de SAMU et j'aime me sentir vraiment utile.

Si c'est pour de la gynécologie, asseyez-vous. Vous réveillerez mes instincts militants et j'adorerai prendre un long moment pour tout vous expliquer en détail.

Mais si, vraiment, vous voulez me faire plaisir, venez avec une belle balafre. Une plaie, une blessure, une lésion, une entaille, une coupure, une estafilade. Ou bien encore un kyste sébacé à exciser, voire une kératose mal placée. Là, ce sera chouette.

Car, oui, j'aime les travaux manuels. C'est peut-être une des raisons qui m'ont amené dans ce coin perdu. Les confrères qui sont installés près des villes ne font presque plus ces gestes : les gens ont pris l'habitude d'aller aux urgences ou chez le spécialiste. Ici, ils sont généralement contents de ne pas avoir à se taper la longue route.

Petit à petit, d'ailleurs, j'ai gagné en assurance. Il m'est arrivé également, au début, d'envoyer des patients chez le dermatologue, le chirurgien ou l'urgentiste. Et je me suis rendu compte que, bien souvent, j'aurais fait aussi bien ou même mieux sur le plan esthétique. Aujourd'hui, il faut vraiment que la plaie soit très moche ou la lésion vraiment inquiétante pour que je renonce.

Donc, si vous vous êtes mis un coup de cutter ou qu'une vache vous a planté son sabot dans le tibia, venez me voir !

Je vous installerai bien à l'aise sur ma table d'examen, je désinfecterai votre blessure, je ferai une anesthésie pour que vous n'ayez pas mal. Je sortirai mon matériel stérile.

Et puis je m'attellerai au travail.

Telle une couturière appliquée, je choisirai ma technique, car nous sommes dans le sur-mesure : un point en Y ? Un point inversé profond ? Un invisible surjet intradermique que personne d'autre ne sait faire dans les environs ?

Scalpel, pincette, ciseaux, aiguille montée, je laisserai alors mes mains virevolter en tirant un peu la langue. Parfois, je travaillerai en silence, échappant un juron de temps en temps, parfois nous ferons la causette. En tout cas, mon esprit sera au repos. Comme j'aime ces moments de relâche entre un diabétique hypertendu artéritique et un patient dépressif !

Paradoxe du système français qui privilégie la technique à l'intelligence : ces gestes de petite chirurgie sont très bien rémunérés. C'est bien souvent le montant de trois ou quatre consultations sans être forcément plus long et c'est bien moins épuisant.

Lorsque nous arriverons sur la fin, je ferai mes nœuds en vous laissant regarder. Un coup à l'endroit, un coup à l'envers, vous me prendrez un peu pour un magicien.

Si ma secrétaire était là, elle serait venue m'aider, car elle adore ça.

Et quand j'en serais à vous mettre le pansement final, elle vous dirait, un peu pour vous rassurer, un peu par fierté d'entreprise :

— Et voilà, c'est fini. Le docteur Borée a encore fait de la haute couture pour vous.

Mauvais sang

Mon père a toujours été donneur de sang. Quand j'étais gamin, j'étais très fier de ça.

En plus, il nous rapportait les gaufrettes du casse-croûte offert après le don. C'était la fête.

Depuis que je suis tout petit, je me suis dit que je serai, moi aussi, donneur de sang quand j'aurais l'âge. C'était une évidence.

Lorsque je me suis retrouvé en première année de médecine, il y a eu ces affiches un jour : *Faculté de médecine : don du sang mercredi prochain.* J'y suis donc allé avec deux copines. Sans me poser aucune question. Puisque c'était une évidence.

En arrivant, on nous remettait des formulaires qu'il fallait lire et remplir avant un entretien avec le médecin responsable.

Quand ce fut mon tour, je lui tendis le questionnaire complété et elle me demanda avec un sourire :

— Bon, pas de problème ?

— Euh..., si... Je suis homosexuel, je ne peux pas être donneur alors ?

— Ah non, en effet, je suis désolée.

— Pourtant, je me suis toujours protégé.

— Oui, mais ça ne change rien. C'est comme ça. On ne veut prendre aucun risque.

Et je suis donc reparti, passant entre les tables alors que je venais seulement d'arriver. Moitié colère, moitié humilié.

C'était en 1992.

Aujourd'hui, en 2012, et malgré de vifs débats, la loi n'a toujours pas évolué.

Les hommes ayant des rapports sexuels avec d'autres hommes ont toujours l'interdiction de donner leur sang. De même d'ailleurs que leur moelle osseuse. Pour leurs organes en revanche, en cas de décès, pas de problème et, si je me laissais aller à faire du mauvais esprit, je pourrais en conclure que seul un homosexuel mort est acceptable...

La France n'est pas un cas isolé.

La majorité des pays développés a le même usage. Certains ont opté pour des limitations plus nuancées. Seules certaines régions espagnoles et la pourtant machiste Italie ont abandonné toute restriction fondée sur l'orientation sexuelle.

Les Britanniques pratiquent eux aussi cette exclusion. Mais leur loi semble sur le point d'évoluer. Amère consolation. Désormais, les homosexuels devraient être autorisés à donner leur sang... à condition de ne pas avoir eu de rapports sexuels depuis au moins dix ans.

Et là, je dois bien avouer qu'à tout choisir, je préfère encore la logique d'exclusion complète. Parce que cette non-avancée britannique me paraît totalement surréaliste et vexatoire et, surtout, je ne vois absolument pas sur quelles bases scientifiques elle pourrait se fonder.

De toute manière, les rares études qui ont abordé la question, celles qu'invoquent les décideurs politiques, sont discutables et déjà datées dans un domaine qui connaît des évolutions technologiques constantes.

Car il n'est peut-être pas inutile de rappeler que les échantillons de sang sont systématiquement testés, entre autres, pour le VIH. Et que, si les habituels tests de dépistage peuvent mettre jusqu'à six semaines pour se positiver, le circuit de la transfusion sanguine utilise une technique de diagnostic génomique viral qui se positive dès le douzième jour suivant une éventuelle contamination. Il n'y a ainsi presque aucune place au doute.

Je veux bien qu'on prenne une marge de sécurité confortable, pour être sûr de ne pas passer à côté des zéro-virgule-quelque-chose pour cent de tests faussement rassurants dans les délais usuels, mais qu'on m'explique quand même de quel chapeau ils ont sorti ces dix ans !

Oui, le VIH est toujours présent.

Et oui, proportionnellement, les homosexuels masculins sont bien plus fréquemment touchés. Pire, parmi les différents modes de contamination, c'est le seul groupe pour lequel le nombre de nouveaux cas continue à augmenter.

C'est inutile de vouloir le nier.

Non seulement ça ne sert à rien, mais ce serait même une erreur. Refuser cette évidence au nom du « tous égaux, tous pareil », c'est rester dans une démarche de prévention tout public et, donc, largement inefficace. Les messages de prévention marchent quand ils sont ciblés.

Reconnaître qu'il y a toujours, 30 ans après le début de l'épidémie, une spécificité de l'impact du VIH parmi les homosexuels, c'est permettre le développement d'une stratégie adaptée.

Mais revenons-en au don du sang.

Si la transmission du VIH par la transfusion a été un drame, ce problème est aujourd'hui largement maîtrisé. Le risque résiduel est évalué actuellement, sur des bases théoriques, à un pour trois millions de transfusions. Soit. Sauf que, en 2008, les Américains ont décrit le premier cas de contamination réellement identifié depuis 2002, et alors même que les États-Unis pratiquent quatorze millions de transfusions par an.

En comparaison, les accidents de transfusion qui présentent un danger vital se produisent environ une fois pour 100 000 transfusions, et le risque de décès directement consécutif à une transfusion est de l'ordre de 1 pour 300 000.

Que, malgré tout, l'on soit prudent au sujet du VIH et que les politiques mouillent leurs petites culottes depuis l'affaire du sang contaminé, je peux le comprendre.

Mais quand même...

L'Établissement français du sang, pour justifier l'exclusion des gays, invoque des données absolument effrayantes de 17,7 % de prévalence (la proportion de personnes atteintes) du VIH parmi « les homosexuels masculins ». Point. Sans aucune nuance ni précision.

Ces chiffres se fondent sur l'enquête Prevagay.

Cette enquête a été réalisée *au sein de la population des hommes ayant des relations sexuelles avec les hommes qui fréquentent des établissements gays parisiens (bars, saunas, backrooms).*

Non, mais, allooooo !!!!!

Quelqu'un pourrait expliquer à nos pros de santé publique que Paris ce n'est pas la France, et que le Marais ce n'est pas « les homosexuels masculins » ?

Qu'on fasse une enquête dans ce milieu, tout de même assez particulier, pour mieux le connaître et pour pouvoir y développer une prévention spécifique, c'est très bien.

Mais qu'on étende à tous les homos de France des chiffres de prévalence récupérés dans des backrooms parisiennes, ça me paraît incroyable.

Car qu'est-ce qui fait le risque ? L'orientation amoureuse ou bien les pratiques sexuelles ?

Je vis depuis plus de dix ans en couple stable et fidèle. Comme des milliers d'autres. Et, comme des milliers d'autres, je ne pense pas être plus « à risques » que mon frère ou que mon voisin qui vivent en couple hétérosexuel.

Peut-être faut-il rappeler qu'il n'existe pas de test pour détecter l'homosexualité. Et que ces données sont donc déclaratives.

Quand l'Établissement français du sang demande : *Avez-vous eu des rapports avec un autre homme ?* on est bien obligé de faire confiance aux réponses des gens. Parce qu'on n'a de toute façon pas d'autre choix.

De la même manière qu'on demande s'il y a eu un changement de partenaire depuis quatre mois.

Sauf que cette question ne concerne que les rapports hétérosexuels. Imagine-t-on que les homos seraient plus menteurs ? Mais alors, pourquoi ne le seraient-ils pas aussi pour la question précédente ?

Et, au final, c'est quand même la problématique d'un éventuel changement de partenaire récent qui nous intéresse si on veut limiter les risques liés à la transfusion, non ?

Les seules questions valables seraient donc celles visant à écarter les donneurs qui pourraient se trouver dans cette situation, éventuellement en prenant une marge de sécurité raisonnable, telles que : *Avez-vous eu un nouveau ou une nouvelle partenaire au cours du dernier mois ?*

Le don du sang est gratuit ; ceux qui y participent le font par altruisme. Comment imaginer qu'ils proposeraient de donner leur sang en sachant qu'ils ont pu avoir une conduite à risque dès lors que la définition de ces conduites à risque est suffisamment précise, sérieuse et validée ?

Les études se sont basées sur une estimation du risque théorique, comme si les donneurs potentiels allaient offrir leur sang de manière aléatoire, quelle que soit leur activité sexuelle les semaines et les jours précédents. Le principe même du don est fondé sur la confiance et le sens des responsabilités des donneurs. Comment ne pas croire que ceux-ci puissent choisir de donner ou pas en fonction de leur vie intime récente ? Pour autant que les règles qui seraient posées fussent logiques, compréhensibles et non discriminatoires et qu'il n'y ait alors aucune raison de vouloir les transgresser.

À moins qu'il ne s'agisse pour les décideurs de faire oublier « l'affaire » et, désignant un groupe bouc émissaire, donner l'illusion à la population que toutes les mesures nécessaires à la protection sont prises.

Non, vraiment, je n'arrive pas à trouver de solides arguments scientifiques, rationnels et logiques à tout ceci.

Le don du sang, le don de moelle sauvent des vies. Faire ce don est un geste de profonde générosité et, sans raison valable, il n'est pas normal de stigmatiser ainsi des donneurs potentiels. À quand la fin de cette discrimination idiote, nuisible et qui n'est plus fondée sur des preuves scientifiques ?

Pardon, Alphonse

Pardon.
Pardon, Alphonse.

Il faut dire que, dans l'échelle de mon cœur, tu ne commençais pas avec beaucoup d'atouts en main.

Quand le Dr Moustache est parti à la retraite, tu es venu me trouver. Avec un dossier aussi lacunaire que ton ordonnance était surchargée d'inutiles potions. Des symptômes compliqués et spécifiques de rien, je m'étais déjà crispé un peu.

Et puis, avec ton gilet Lacoste et ta petite moustache fine, coupée au carré, qui surligne simplement ta lèvre et te donne cet air d'officier revêche, j'ai eu du mal à me sentir en empathie.

Et, bien sûr, il fallait que tu sois un prof à la retraite. Car, s'il y a une corporation qui est à peine moins déplaisante à soigner que les professions médicales, ce sont quand même les enseignants.

Ah ! ça… Dès la première consultation, j'ai vraiment eu des difficultés à m'enthousiasmer.

Si, au moins, tu avais été un sale con, j'aurais su pourquoi je t'en voulais. Avec mon caractère de cochon, on aurait été au clash et ça aurait été réglé.

Mais non, tu étais simplement pénible. Pénible comme peut l'être un dépressif dévoré d'angoisses. Pénible comme peut l'être un anxieux dont mon prédécesseur avait cultivé l'hypocondrie, comme on entretient sa vache à lait. Pénible comme peut l'être un prof qui sait beaucoup de choses sauf de se mettre en retrait lorsque ses émotions brouillent les pistes.

Il y a deux semaines, tu as fait venir le médecin de garde en soirée pour un malaise. Le médecin, c'était moi. Le malaise, c'était une attaque de panique qui t'avait submergé. Je n'avais déjà pas été très bon.

Et voilà que tu m'as appelé cet après-midi. Pour me voir en urgence. Parce que ça n'allait pas du tout. Moi, je faisais ma tournée hebdomadaire de visites à domicile, ça ne m'arrangeait pas.

Mais on s'est quand même vus et tu m'as expliqué. Tes insomnies, tes oppressions le soir, tes vertiges. L'ORL que tu as consulté deux fois en quinze jours et qui t'a prescrit du pipidechat après avoir essayé du perlimpinpin.

Tu m'as redemandé s'il ne fallait pas revenir à l'antihypertenseur que t'avait arrêté le cardiologue puisque tu avais 17 de tension. Et qu'un autre médecin de garde, vu pendant le week-end, t'avait dit de le reprendre. Tu as ajouté que, de toute façon, c'était sûr que ce coup-ci tu l'avais, ton cancer.

Je n'ai pas été très pro. J'ai été même carrément mauvais.

Je crois que je t'ai presque engueulé. Que ça n'avait aucun sens de se mesurer la tension comme ça, quinze fois par jour. Que je t'avais déjà dit de ranger ton satané tensiomètre ou de t'en débarrasser carrément. Que tu te comportais comme un poulet sans tête qui court dans toutes les directions, se cogne et trébuche. Que ton problème, c'était la dépression et les angoisses. Que tu n'avais pas de cancer et qu'il fallait laisser un peu de temps aux traitements pour agir.

Et puis j'ai eu honte. Honte de m'en prendre à toi comme ça. Parce que tu souffres vraiment. Pas de ce que tu penses, mais, oui, tu souffres. Honte de me rendre compte de la tentation que j'avais d'être encore plus désagréable. Dans l'espoir qu'avec de la chance tu partirais en claquant la porte, que tu te trouverais un autre médecin et que je serais débarrassé de toi.

Je me suis efforcé de me calmer, de t'expliquer. On a passé presque une heure ensemble à tâcher de te rassurer et de dégager une solution. Je ne suis pas sûr qu'on y soit arrivé. Je n'ai quand même pas dû être très bon, mais j'ai essayé.

Mais qu'est-ce que j'ai du mal !

Je sais que tu n'es pas bien. Pour de vrai. Je sais que tu appelles au secours. Que, quand tu flippes à 21 heures, même si tu n'as objectivement rien de méchant, tu es réellement malade.

Je sais que tu mérites d'avoir un médecin, des soignants qui s'occupent de toi. Comme les autres.

Je ne verrais même pas à qui te confier. Je les connais, les confrères du secteur. Je suis à peu près sûr que la plupart n'hésiteront pas à te rajouter calmant sur calmant, un scanner à une IRM, un spécialiste à un autre. Je ne crois pas que ce soit ce dont tu as besoin. Et puis, au nom de quoi t'aurais-je envoyé ailleurs ?

Alors, puisque tu m'as choisi, je vais essayer de le faire, mon boulot. Le mieux que je pourrai. Et j'espère que j'y arriverai. Que je parviendrai à t'offrir l'écoute et l'empathie que tu mérites, à garder la tête froide et à m'occuper de toi aussi bien que possible.

Alors que tu me pèses. Et que je ne t'aime pas.

Anticipation

Site DMP.gouv.fr – 5 juin 2011

Outil de coordination des soins, le DMP (Dossier médical personnel) est un service public proposé gratuitement à tous les bénéficiaires de l'assurance maladie. Il est mis en place par l'ASIP Santé (Agence des systèmes d'information partagés de santé), placée sous l'égide du ministère responsable de la santé.

Le DMP est un service vous permettant d'accéder simplement et rapidement, en toute sécurité, aux données de santé et aux informations pertinentes pour la prise en charge de votre patient.

Le DMP enrichit le dialogue avec votre patient : il vous permet d'accéder simplement et rapidement aux informations qui le concernent, tout en respectant le secret professionnel.

Si vous prenez en charge un patient en situation d'urgence, vous pouvez accéder directement à son DMP sans avoir à obtenir son accord. Il s'agit dans ce cas de la fonction « bris de glace ». Cette possibilité offre une aide concrète au diagnostic en situation d'urgence.

Le patient garde à tout moment la possibilité de le fermer, de supprimer tout ou partie des documents qu'il contient, ou de masquer certaines données de santé. De ce point de vue, le DMP, qui est à la fois personnel et partagé, est conforme aux droits des patients qui posent comme principes l'information, le consentement et la confidentialité. Il est strictement réservé au patient et aux professionnels de santé autorisés.

Libération – 21 décembre 2020
Dossier Médical Personnel et candidats à l'embauche : la Cour européenne saisie
Olivier Bloch a annoncé qu'il allait saisir la Cour européenne des droits de l'homme suite au rejet de sa plainte par la Cour de cassation. En effet, celle-ci a estimé qu'il n'était pas illégal de la part d'un employeur de demander aux candidats à l'embauche à ce que le médecin du travail puisse avoir accès à leur DMP (Dossier médical personnel) « dès lors qu'il existe des raisons sérieuses à s'assurer de la santé des candidats à l'embauche au regard des risques inhérents aux postes de travail brigués ». Par ailleurs, la Cour a insisté sur le fait que l'accès au DMP par le médecin du travail « n'avait pas de caractère obligatoire et que le candidat était libre d'en refuser l'accès ».

Elle a ainsi rejeté les arguments de l'avocat de M. Bloch qui estimait que « cette liberté est virtuelle sur un marché du travail aussi déséquilibré, où le taux croissant du chômage place les prétendants à l'embauche dans une situation de fragilité et où un tel refus implique automatiquement de renoncer au poste envisagé ».

Google News – 16 mai 2022
Drame de Touleaux : plus jamais ça !
À la suite du drame de Touleaux survenu la semaine dernière, au cours duquel un déséquilibré a parcouru la ville en tirant au hasard et causant la mort de onze personnes, dont une fillette de six ans et son frère de neuf ans, le président de la République, tout juste élu, a fait une déclaration dans laquelle il dit partager l'émotion et le sentiment d'horreur de la population. Il a annoncé que

toutes les mesures nécessaires seraient prises pour éviter qu'un tel drame ne se reproduise. Sans attendre, il a interpellé la ministre de la Santé, lui enjoignant de se saisir des questions concernant les informations qui figurent sur le DMP (Dossier médical personnel).

L'enquête de police a en effet révélé que le déséquilibré avait fait plusieurs séjours en hôpital psychiatrique pour des accès délirants en lien avec une schizophrénie. Il avait demandé à son médecin traitant officiel, comme la loi l'y autorisait, de supprimer ces données de son DMP. Profitant des vacances de ce généraliste, il avait consulté un autre praticien pour obtenir sa licence de tir sportif, sans le tenir avisé de ses lourds antécédents. Le Premier ministre s'est rendu sur place pour présenter ses condoléances aux familles des victimes. Aux parents des deux enfants tués, il a déclaré que le gouvernement allait abroger cette possibilité de dissimulation d'informations médicales essentielles. « Plus jamais ça », a-t-il conclu.

Le Quotidien médical – 30 janvier 2027

Des puces RFID pour le DMP ?

Le Quotidien a rencontré M. Henry Forster, PDG de la société Soma inc., qui est en cours de discussion avec l'assurance maladie afin de présenter son nouveau dispositif de DMUP (Dossier médical ultrapersonnel).

Le Quotidien : En quoi consiste cette nouvelle technologie ?

H. Forster : Il s'agit d'une micropuce RFID, ou transpondeur, que nous proposons d'implanter directement sous la peau des patients et qui reprend l'ensemble des informations existantes sur le classique et, disons-le, un peu obsolète DMP. Les données peuvent être décryptées de manière automatique grâce à des lecteurs placés à quelques dizaines de centimètres de la personne.

L'implantation se fait à l'aide d'une aiguille à peine plus grosse que celle utilisée pour une injection intramusculaire. Grâce à un patch anesthésiant, le processus est totalement indolore. Ce transpondeur est tellement petit qu'il ne provoque aucune gêne : les patients l'oublient totalement.

Le Quotidien : Quel est l'intérêt de ce nouveau dispositif ?

H. Forster : Le DMP classique ne répond plus aux exigences actuelles. Trop souvent, les gens n'ont pas leur Carte VitalePlus sur eux, et il n'est pas possible pour les médecins d'accéder à des informations pourtant cruciales. C'est tout particulièrement vrai dans le cadre de l'urgence. Des vies pourraient être sauvées si les secouristes pouvaient obtenir sans délai les données médicales des patients ! D'après nos estimations, ce ne sont pas moins de 1200 décès qui pourraient ainsi être évités chaque année grâce à ce dispositif. Nous devons tout faire pour prévenir de tels drames.

Le Fig Online – 24 août 2033

Le DMUP bientôt obligatoire

Le gouvernement a annoncé qu'il avait opté pour la procédure d'urgence afin d'adopter la proposition de loi cosignée par deux députés de la Droite populaire et nationale. Cette proposition vise à priver de droits sociaux les assurés refusant l'implantation d'un DMUP (Dossier médical ultrapersonnel). Malgré les larges mesures de délégation aux assureurs privés, le déficit de la Sécurité sociale a battu un nouveau record cette année. La députée du Var, Marinelle Luca, a mis en avant le « coût faramineux, estimé à 800 millions de néofrancs, que représentent les examens inutiles et redondants dont profitent les assurés qui refusent l'implantation d'un DMUP. Un effort que la collectivité ne peut plus supporter ». Quant au député du Rhône, Christian Vannisch, il a insisté sur « les 150 millions de néofrancs que coûtent à la Solidarité nationale les immigrés illégaux qui profitent des possibilités de fraude » offertes par le traditionnel DMP, avant d'ajouter : « Il est temps pour certains d'assumer les conséquences financières de leur égoïsme. »

Le chef parlementaire de l'opposition, Arnaud Zay, s'est élevé contre cette « attaque sans précédent envers les libertés fondamentales » et a reproché au gouvernement de « profiter de la torpeur estivale pour mettre un nouveau coup de boutoir aux fondements de notre société ».

Fox News France – 10 novembre 2048

Un nouveau réseau « d'effaceurs » démantelé dans le Gers

La Police nationale vient de procéder à l'arrestation de deux médecins et d'un informaticien qui étaient à la tête d'un important réseau « d'effaceurs » basé dans le Sud-Ouest. Les Drs Gras et Fantou effectuaient l'ablation des DMUP avant d'implanter des transpondeurs trafiqués par l'informaticien de la bande. Le réseau, qui semble avoir agi pour des motifs idéologiques, était essentiellement fréquenté par des immigrés clandestins et des rebelles de l'ultragauche, membres du groupuscule « Droit à l'oubli ». Le directeur de la Police nationale a confirmé que des ordinateurs ont été saisis. Ceci devrait permettre de remonter jusqu'à des femmes qui ont pu ainsi faire disparaître de leurs données personnelles les avortements qu'elles avaient pratiqués à l'époque où ceci était encore autorisé et à des toxicomanes qui avaient suivi de soi-disant traitements de substitution.

Ne manquez pas les images de l'arrestation dans notre édition de 20 heures avec George O'Brien.

***

Seul le premier paragraphe est authentique. Le reste ne constitue qu'un exercice de pure fiction.

Toute ressemblance avec des personnes ou des faits réels n'est cependant pas vraiment fortuite.

Bien sûr, il est déjà faisable, pour qui le veut vraiment, de connaître les données médicales d'autrui. Le site Ameli de l'assurance maladie offre dès aujourd'hui des possibilités. Mon cabinet n'est pas très dur à cambrioler. Les barbouzes ont toujours existé.

Mais cela n'a rien à voir avec un fichier centralisé, détaillé, complet et sans limites de temps.

J'aurais tendance à penser que l'évolution de nos sociétés depuis 20 ans a de quoi inquiéter. On peut imaginer des tas de protections, garanties et limitations aujourd'hui : je veux bien croire en la bonne foi de la majorité des décideurs ou techniciens actuels.

Mais je n'ai guère confiance pour l'avenir. Je suis convaincu que, progressivement, au gré de faits divers et des bouffées émotionnelles de l'opinion, ces barrières sauteront. Les unes après les autres.

Et je trouve bien aventureux de se doter d'outils qui pourraient aussi aisément être détournés en tablant sur l'honnêteté, l'intégrité et le caractère démocratique de nos sociétés pour les 100 ans à venir.

Bien sûr, ces problèmes existent déjà largement ailleurs et c'est un inquiétant phénomène global. Les banques, les administrations, Facebook nous ont largement devancés. En revanche, dans ce cas précis, ce sont les médecins généralistes qui seront les chevilles ouvrières du dispositif.

Sur le reste, je n'ai pas plus de prise que n'importe quel citoyen. Mais là-dessus, oui, je peux agir à mon petit niveau.

Tous mes patients dont la situation est un tant soit peu compliquée ou sérieuse disposent de la version papier de leur dossier médical. Je l'actualise une à deux fois par an et je leur demande de la garder avec eux au cas où ils auraient un problème en mon absence.

Pour qui s'en donne les moyens et en a le souhait, il est déjà parfaitement possible de faire passer toutes les informations nécessaires à la santé de ses patients. Les couacs sont avant tout la conséquence de la paresse, de la mauvaise volonté ou de la désorganisation. Que l'on ne me fasse pas croire que la technologie pourrait à moindre coût combler ces défaillances.

Jusqu'où est-on prêt à aller dans la remise en cause de certaines valeurs fondamentales dans le but chimérique d'éliminer tout aléa ?

Tellement de risques pour si peu de bénéfices.

Si tu es prêt à sacrifier un peu de liberté pour te sentir en sécurité, tu ne mérites ni l'une ni l'autre.

Thomas Jefferson

Tu fais chier, Winckler

Cher Marc[1],

Je te l'ai déjà raconté : c'est en lisant *La Maladie de Sachs*, alors que j'étais en sixième année et que je me torturais pour savoir vers quelle spécialité me diriger, que je me suis décidé pour la médecine générale. Autant dire que tu ne comptes pas pour rien dans mon choix de vie.

Dans mon activité d'écrivain non plus. Bien souvent, on a souligné les liens de filiation qui pouvaient exister entre certaines de mes prises de position et les tiennes. Ce n'est rien de dire que j'en ai éprouvé de la fierté.

Tu sais l'affection que je te porte. Tu sais combien j'apprécie ta disponibilité et le temps que tu as déjà consacré à me répondre.

Tu sais aussi le bonheur immense que tu m'as fait en acceptant de rédiger la préface de ce livre.

Et pourtant.

Et pourtant, parfois, tu m'énerves un peu.

Il y a quelques années, je discutais avec un ami médecin. Il m'avait dit :

— Oui, bon, Winckler, il fait chier à nous cracher dessus comme ça. Il est bien gentil avec ses grands

1. Martin Winckler est le nom de plume du Dr Marc Zaffran.

principes, mais ça ne colle pas avec les réalités. Et d'ailleurs, ce n'est pas pour rien qu'il a fini par décrocher sa plaque.

Ça m'avait interpellé. Surtout que c'était quelqu'un de bien qui affirmait ça. J'avais répondu que, non, il ne fallait pas dire ça. Que beaucoup de médecins méritaient tes reproches et qu'il y en avait marre de cette confraternité qui tenait de l'omerta. Que la profession était tellement conservatrice qu'on devait plutôt se féliciter d'entendre une voix différente offrant une alternative. Que j'en avais assez de l'eau tiède et que c'était toujours les révolutionnaires qui faisaient avancer le monde.

Et en moi-même, j'avais espéré qu'il avait tort. Que le modèle que tu proposais était viable. Qu'il était possible de faire de la médecine comme le Dr Sachs. Je le sais aujourd'hui, Sachs est un personnage de roman, et la vie n'est pas un roman.

Oh ! Je ne le rejette pas. C'est toujours une source d'inspiration importante, une étoile à suivre. Mais j'ai bien compris que, quels que soient mes efforts, je ne l'atteindrai jamais.

Et j'en fais, des efforts ! J'essaie d'être compatissant et scientifiquement solide, de ne pas juger et d'expliquer mes décisions, de respecter l'autonomie de mes patients et même de l'encourager. Je tâche d'être fidèle à la promesse que je me suis faite.

Et pourtant.

Et pourtant, lorsque j'ai lu tes récents textes qui parlaient des « médecins maltraitants », j'ai ressenti comme un malaise.

Phobique, *burn-outé*, distant, égocentrique, terroriste, méprisant ou manipulateur ? Je pense n'être rien de tout cela. J'espère en tout cas. Mais, pour chacun de tes portraits, il m'est revenu au moins un épisode pour lequel le patient aurait pu m'appliquer la description que tu faisais. Soit que je n'aie pas été bon ce jour-là, que j'aie adopté une attitude qui me semblait conforme à la situation, ou que le patient me l'ait prêtée parce que c'était sa vision.

Et je me suis dit que mes patients auraient pu te lire et que, suivant tes conseils, ils auraient bien pu me faire une lettre comme tu le leur recommandes.

Auraient-ils eu raison ? Peut-être. Ou peut-être pas. Ce que je peux t'affirmer en tout cas, c'est que ça m'aurait certainement profondément blessé.

Tout récemment, le ton est monté avec une mère qui ne comprenait pas que je ne « veuille pas soigner » la rhinopharyngite de sa fille (qui toussait, mais n'avait pas de fièvre et me souriait de toutes ses dents). J'ai passé 30 minutes à essayer de lui expliquer, à marquer mon empathie (« Je sais que c'est pénible et désagréable »), à lui imprimer les fiches-conseils de *Prescrire*. Mais, non, décidément elle voulait un SIROP et a conclu :

— On m'avait bien dit à l'école que vous ne vouliez pas soigner les bronchites des enfants. Je n'avais pas voulu le croire, mais...

Ça ne signifiait rien. Je savais que j'étais scientifiquement fondé, que j'avais eu – ou au moins essayé d'avoir – une attitude ouverte et compréhensive. Mais ça m'a vraiment fait mal de me prendre ça et de sentir cette injustice. Et c'était probablement dit dans ce but.

Cette maman aurait très bien pu, après t'avoir lu, décider d'aller un peu plus loin et de me faire une lettre. Je pense que je l'aurais vraiment très mal vécu.

À te faire l'avocat d'un patient parfait, tu sembles en oublier à quoi ça peut mener.
Oui, les patients ont besoin d'être défendus. Oui, ils ont été méprisés par l'ancien système, et la corporation médicale, dans sa globalité, n'a pas eu le beau rôle.
Je continuerai à parler de ton blog, à offrir *Le Chœur des femmes* à mes stagiaires, à revendiquer avec fierté ma filiation symbolique.
Mais je crois qu'il est important de dire aux autres médecins, et plus particulièrement aux plus jeunes, que ce que tu proposes est une utopie. Qu'il faut en faire une source d'inspiration, mais ne pas se désespérer de ne pas réussir à incarner cette perfection.
Parce que, de toute façon, nos patients ne ressemblent que rarement à tes patients de roman, idéaux et responsables.
Parce qu'un grand nombre de médecins français ne correspond ni aux archétypes de médecins rêvés ni à ceux de purs salauds que tu décris. Ils ne sont peut-être pas constamment au top scientifiquement, ils n'ont peut-être pas toujours le recul nécessaire sur leurs pratiques, mais ils sont, fondamentalement, honnêtes.
Oui, il y a des médecins qui sont de sales cons, c'est une réalité.
Et il y a aussi de sales cons parmi les patients.
Tu dénonces les médecins pervers ? Nous en avons déjà tous rencontré parmi nos patients.
Ce n'est pas parce qu'ils sont des patients qu'il n'en existe pas des manipulateurs, irresponsables, incohérents, inconstants, menteurs ou malhonnêtes. C'est normal, ce sont des êtres humains et nous devons faire avec.

Alors, je ne voudrais pas être considéré comme Brutus ou Judas, mais je me dis que, s'il m'arrive de culpabiliser de ne pas être à la hauteur, je ne dois pas être le seul.

C'est pourquoi je te le dis : continue à nous inspirer, à nous proposer une direction, mais, si tu veux que nous te suivions, s'il te plaît, soit un peu moins intransigeant, un peu moins dur avec nous.

Parce que, c'est vrai, parfois tu fais quand même chier, Winckler.

Dis-moi que tu m'aimes

J'ai longtemps raillé certains confrères. Ceux qui se plaignent perpétuellement d'être surchargés, mais qui, lorsqu'un patient les quitte, en font un drame, donnant l'impression qu'on leur arrache la chair de leur chair.

Je me moque toujours d'eux.

Mais je crois que je les comprends un peu mieux.

Je ne manque pas de travail. J'ai de grosses journées et, si je parviens à ne pas totalement me laisser déborder, c'est en refusant régulièrement de nouveaux patients, dès lors qu'ils habitent trop loin de mon cabinet.

Et pourtant, lorsqu'il m'arrive de temps en temps qu'un patient « me quitte », je ne peux pas dire que ça me laisse indifférent. C'est parfaitement son droit, bien sûr. Je n'ai jamais fait la moindre difficulté pour lui remettre l'ensemble de son dossier. Je crois n'avoir jamais fait de remarques désobligeantes.

Mais je dois bien reconnaître que ça me fait chaque fois un petit pincement ; ça éveille des doutes. Parfois, je pense connaître la raison, mais, en général, non. Qu'ai-je fait ou pas fait pour qu'il veuille changer ? Ai-je eu un mot malheureux ? Est-ce une erreur de diagnostic ? Est-il tombé sur un confrère qui m'a cassé du sucre sur le dos ? Est-ce simplement que ça ne pouvait pas accrocher entre nous ?

Lorsque ça arrive, même si ça ne dure pas, la journée est généralement grisouille.

Il en est de même lorsque, rarement, mais ça s'est déjà produit, un patient me reproche de vive voix une expression, un geste, une prescription.

Parfois, ce qui lui a déplu me paraît tellement anodin que je n'en ai aucun souvenir. Il m'est arrivé qu'on me prête des mots dont je me dis qu'il est impossible que je les aie eus et je m'interroge sur la distorsion entre les mémoires ou entre les perceptions.

Ai-je pu laisser échapper ça ? A-t-il entendu ce qu'il avait envie d'entendre ?

Le plus souvent, je m'explique ou je présente mes excuses, et ça ne va pas plus loin. Mais il reste un vague malaise qui peut mettre un jour ou deux à s'effacer.

Et je m'estime heureux de n'avoir jamais connu de gros clash.

Je n'ai jamais reçu de lettre de reproches, mais je suis sûr que ça m'affecterait certainement beaucoup. Qu'elle soit fondée, et je me morfondrai. Qu'elle soit injuste, et l'indignation me rongera.

Au demeurant, je pense que ça n'a rien de spécifique à la sphère médicale. Ce serait vrai pour n'importe qui dans n'importe quelle profession. Peut-être seulement que le « colloque singulier » rend ceci plus frontal et pesant encore.

À l'inverse, lorsqu'un patient a un mot gentil, qui dépasse la simple politesse d'usage, ça peut éclairer ma journée.

« Vous avez une excellente réputation » ; « Merci, vous m'avez vraiment sortie d'un mauvais pas » ; « Le cardiologue m'a fait de grands compliments sur vous » ; « Les enfants vous adorent », et je me sens plein d'énergie !

Moi aussi je vous apprécie madame ...

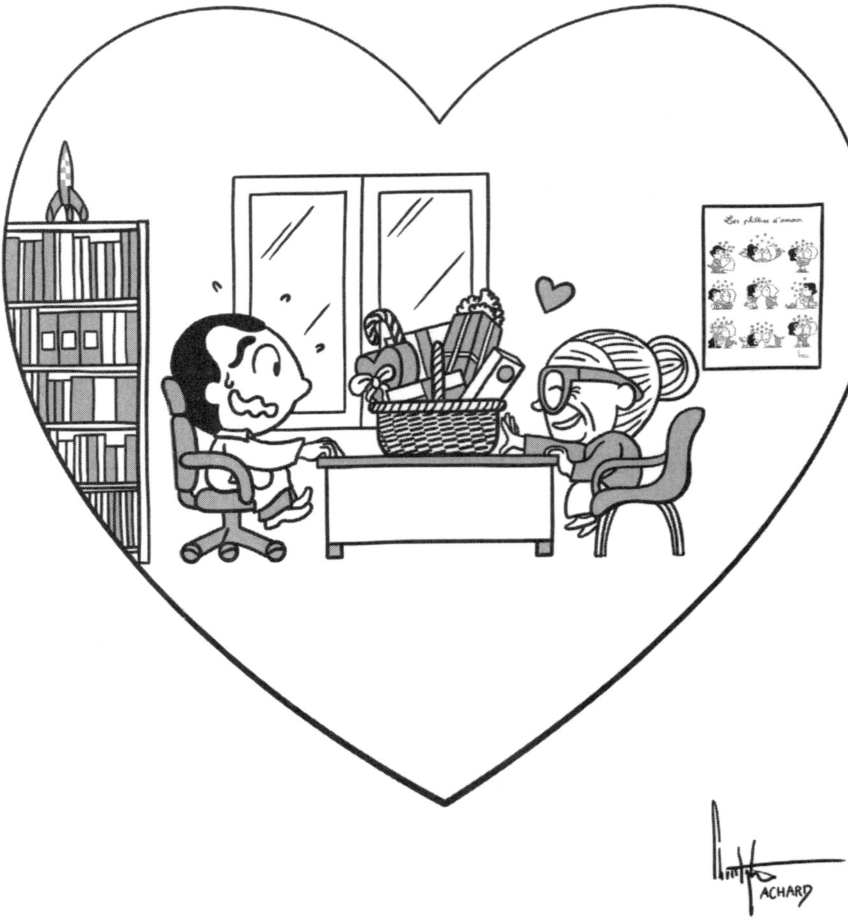

Alors, si vous appréciez vraiment votre médecin (ou votre boulanger, votre garagiste, votre banquier...), si vous pensez que c'est quelqu'un de bien et que, humainement, il vous donne *un peu plus* que ce que valent vos 23 euros, n'hésitez pas à le lui rendre et dites-lui quelques mots gentils. S'ils sont sincères, ils lui feront beaucoup de bien !

P.-S. – Pour les grincheux, je précise que le titre est un clin d'œil. Je sais qu'il n'est pas question d'amour dans la relation de soins et que développer des liens trop affectifs avec ses patients peut même être dangereux pour eux.

Facile

J'adore Henri. Il me délasse. Avec lui, tout est simple : je lui pose une question, il me répond sans chipoter. Je lui dis ce que je pense, il me dit d'accord.

La première fois que je l'ai rencontré, c'était avant que je m'installe ici. Pour tâter le terrain, j'étais venu remplacer un confrère du secteur pendant une semaine. Henri avait choisi ce moment pour faire renouveler sa prescription et montrer les résultats de son bilan biologique. Des gamma GT un peu hautes, des globules rouges un peu gros...

— Vous buvez surtout du vin à table ?

— Uuuhhh là ! C'est que l'eau, ça a pas beaucoup de goût.

Il était revenu trois mois après l'ouverture de mon cabinet. Diabète, tension, goutte, on avait de quoi s'occuper.

Un jour, lors d'un renouvellement, il m'a annoncé fièrement qu'il faisait une « cure d'eau » depuis deux semaines et qu'il n'avait pas bu une larme de vin. Il voulait voir « ce que ça faisait ».

Il avait fini par reboire un peu d'alcool, moins souvent, « moins beaucoup ». Petit à petit, Henri changeait ses habitudes (« L'eau gagne »), il perdait doucement du poids.

Un jour, son épouse, qui est aussi rêche qu'il est rubicond, a décidé de demander le divorce. Et de le mettre hors de la maison qu'elle avait héritée de ses parents. À 73 ans, Henri s'est retrouvé à habiter dans un petit F1 d'une résidence de personnes âgées.

Passant devant, je l'aperçois un jour, lézarder sur la terrasse.

— Ça va, monsieur Henri ?

— Uuuhhh là ! Un peu qu'ça va ! Y a personne qui m'emmerde et qui m'gueule dessus. J'fais tout comme je veux. J'suis comme un coq en pâte.

Il y a quelques mois, je l'ai vu au cabinet pour son renouvellement. Il en a profité pour me dire qu'il était « enrhumé » depuis trois jours. Au point d'avoir dû passer les deux dernières nuits dans son fauteuil. En fait, il était gonflé de partout et il avait pris sept kilos. Une belle poussée d'insuffisance cardiaque. Comme c'était la deuxième fois que ça arrivait, je lui ai dit de moins attendre à l'avenir et que, quand même, c'était le deuxième coup qu'il me parlait de « rhume » et que c'était plus grave que ça, et qu'il devrait comprendre. Et je l'ai envoyé aux urgences. Au retour de l'hôpital, je lui ai proposé de s'acheter une balance pour pouvoir se peser chaque semaine. Et je lui ai recommandé d'essayer de limiter un peu le sel.

Je l'ai revu récemment, trois mois plus tard, pour son renouvellement. Je lui ai demandé si ça allait et s'il avait bien compris les symptômes qui devaient l'inquiéter en cas de récidive.

— Si fait, j'ai bien compris maintenant ! D'ailleurs, j'me suis acheté une balance et je me pèse. Tous les lundis ! Ça bouge pas. Et p'is de t'te façon, je rajoute plus du tout d'sel. C'était un peu difficile au début, mais maintenant, ça va impeccab' !

— Mais vous avez quand même le droit de saler un peu, si vous voulez. On n'en est pas là.

— Ah ! non, mais ça va impeccab', hein ?

Voilà, Henri fait partie de ces patients modèles. Ceux qui font tout le boulot eux-mêmes pour peu qu'on leur donne quelques clés.

Et qui, en plus, nous font croire qu'on y est pour quelque chose.

— Eh ben ! Moi, j'vous écoute. Faut toujours écouter son docteur. Sinon, à quoi qu'ça sert ?

Brouillard

J'aime bien Violette. Je crois qu'elle m'aime bien aussi.

Et pourtant, ce n'est rien de dire qu'elle n'affectionne pas les médecins.

Dommage pour elle, elle ne peut pas vraiment s'en passer. Avec sa grosse maladie cardiaque et son arythmie chronique, elle se retrouve avec un traitement lourd et bourré de possibles interactions. Qu'il faut renouveler.

Elle veut bien me voir. Mais pas trop souvent. Et prendre les médicaments que je lui prescris. Et faire les INR[1]. Mais pas beaucoup plus.

Consulter un spécialiste ? C'est toujours « On verra la prochaine fois ». En été, il fait trop chaud. En hiver, trop froid. Et à l'automne, c'est la pluie. Deux ans que je jongle avec ses traitements cardiaques sans avoir tous les éléments qu'il me faudrait. Je lui avais pris d'autorité un rendez-vous chez le cardiologue. Elle l'a annulé.

Et en plus, je suis convaincu que Violette a une maladie qu'on n'a pas encore diagnostiquée. Avec ses problèmes de santé connus, sa morphologie très particulière, ses anomalies de la peau, je suis sûr qu'elle a un truc. Et je ne sais pas quoi.

Comme elle ne veut pas voir de spécialistes, j'essaie de me débrouiller.

---

1. L'INR est le dosage qu'il faut faire très régulièrement (au moins une fois par mois) pour la surveillance des patients qui prennent des « antivitamines K », une famille d'anticoagulants.

Comme elle n'a pas de complémentaire, je me limite sur les prescriptions qui n'entrent pas dans son ALD[1].

Au début, je pensais qu'elle avait un Cushing. La cortisolémie était normale.

Il y a six mois, je me suis dit « C'est un lupus ! » (Ouais, sans blague...) Je lui ai demandé si elle était d'accord pour faire une prise de sang pour vérifier. Comme elle m'aime bien, qu'elle me fait confiance et que c'est quand même sa santé, elle m'a répondu :

— D'accord, mais c'est la dernière fois.

Ce n'est pas un lupus. Bien sûr.

Il y a trois jours, je me suis demandé s'il n'y avait pas une sclérodermie. Je n'ai pas encore osé lui en parler.

Ah ça ! Qu'est-ce que j'aimerais refiler son cas au Dr House ! Mais je n'ai pas son numéro de portable. Et puis, de toute façon, elle refuserait d'aller le voir, alors...

Jusqu'à l'an dernier, elle venait au cabinet avec son mari. Depuis, c'est moi qui vais à la maison.

Ce n'est pas vraiment que ça me dérange, mais, je ne sais pas pourquoi…

Au demeurant, ces visites sont plutôt sympas.

Je me gare au sommet de la colline, pousse le portail et passe devant le molosse attaché qui hurle autant qu'il bave. Je traverse alors le jardinet propret avec ses statues de plâtre et sa petite mare, dotée d'une minifontaine en fausse antiquité et d'un vrai poisson rouge.

J'arrive à la tonnelle qu'ils ont bricolée, là où j'examine Violette quand ce sont les beaux jours, entre les fleurs et les citronniers. Une jolie tonnelle avec des rideaux en dentelle et de la toile cirée. Et du papier journal qui tapisse le plafond.

1. Dans le système français, les patients qui présentent des maladies considérées comme graves et/ou longues et/ou coûteuses bénéficient (encore...) du système des ALD (affections de longue durée) qui leur permet d'être couverts à 100 %, uniquement pour la maladie prise en compte.

J'entre par le salon. Au milieu, une immense table dont je vois les bords. Mais pas le plateau qui est intégralement recouvert d'un invraisemblable bric-à-brac. Toutes les plus belles poupées et kitcheries d'un rêve de grand-mère.

J'arrive dans la cuisine, les roquets de la maison viennent me renifler les mollets, le chat dort sur la table en formica. Violette se laisse gentiment examiner sur sa chaise. Toujours de bonne humeur.

Quand je dis examiner, je me comprends. Ça vaut ce que vaut un examen clinique dans cette pièce mal éclairée, coincé que je suis entre la table et le poêle à bois qui me brûle les fesses.

— J'aime bien avoir chaud.

Chez Violette, ça fait partie de ces visites où j'ai renoncé à partir sans boire ce qu'on m'offre. Je perds plus de temps à essayer d'expliquer que ce n'est pas nécessaire, que j'ai d'autres patients qui m'attendent et que je suis déjà en retard.

Prendre cinq ou dix minutes pour un café ou un panaché, c'est plus rapide, en fait.

J'ai tenté de comprendre pourquoi elle ne voulait plus venir en consultation. J'ai questionné gentiment. J'ai râlé un peu en disant que, non, non, non, la prochaine fois, ce serait au cabinet. Et, décidément, je ne sais pas.

Quand elle m'a dit, sans aucune agressivité et pas sur le ton du chantage, que si je n'acceptais plus de passer à domicile, c'était dommage, qu'elle le comprenait et que, tant pis, elle demanderait à un autre médecin de venir, j'ai saisi qu'on était dans le non-négociable.

En fait, elle ne sort plus de chez elle.

Certes, elle a mal aux pieds, mais « Non, pas tous les jours quand même ! »

Elle a peur de tomber, mais « Non, je ne suis jamais vraiment tombée ».

Elle est essoufflée, mais « Oui, comme d'habitude, pas plus que ça ».

Ah ! J'ai oublié de préciser : Violette a 72 ans.

Dans la médecine d'aujourd'hui, c'est encore jeune. Bon nombre de mes autres patients sont (beaucoup) plus âgés que ça. Plusieurs nonagénaires viennent au cabinet sans difficulté.

Son cœur ne va pas très bien, et je bricole avec les petits moyens qu'elle me laisse.

Je suis sûr qu'elle a une maladie hormonale ou génétique et je ne sais pas quoi.

Je ne sais pas quoi et je ne vois même pas comment faire pour essayer de le savoir.

Je ne sais pas quoi et je ne vois même pas à qui demander si je ne suis pas en train de courir après un zèbre qui n'existe pas.

Elle aurait 92 ans ou davantage, je me dirais qu'on peut laisser filer doucement. Mais elle a 20 ans de moins et je n'arrive pas à me faire à l'idée de lâcher prise.

Je ne sais pas ce qu'elle a, et, quand je lui dis qu'elle m'embête avec son fichu caractère et qu'elle ne m'aide pas beaucoup à l'aider, elle ne me permet même pas de lui en tenir rigueur.

— Oh ! mais ce n'est pas grave, docteur, on sait bien que vous faites ce que vous pouvez. Ne vous en faites pas : on ne vous fera jamais de reproches.

Elle m'en demande un minimum et je culpabilise tout seul de ne pas faire mieux.

Je crois que je lui en veux un peu quand même.

Alma mater

Étrange chose que d'être mère !
Ils ont beau nous faire du mal, nous n'avons
pas de haine pour nos enfants.

Sophocle

Elles ont 30 ans, 50 ans ou 80.

Je la soigne pour un cancer. Elle ne voit pas pourquoi elle devrait se battre puisque sa fille est morte il y a deux ans.

Elle rencontre le compagnon de son fils unique en cachette lorsque, de passage dans le coin, ils logent à l'hôtel. Son mari le sait, mais il n'accepte que le fils à la maison. Je lui renouvelle son antidépresseur.

Elle a un enfant trisomique de 60 ans. Elle me dit :

— Tout ce que j'espère, c'est que je vivrai un jour de plus que lui.

Son enfant est mort il y a bien des années. Elle s'est battue avec le reste de la famille pour pouvoir exhumer ce petit corps du vieux et lointain caveau familial, l'incinérer et disperser les cendres dans sa jolie prairie.

Elle me parle de son fils qui est la huitième merveille du monde. Tout le village sait que c'est un poivrot et qu'il lui pompe la moitié de sa retraite. Mais il n'y a que lui qui compte. Elle a perdu son premier enfant à la maternité. Elle a peur pour le suivant. Je pensais avoir su l'apprivoiser et je n'ai pas réussi[1].

1. Voir « Ligne rouge ».

Elle souffre. Elle souffre d'un fils qui boit et qui fume depuis le viol de sa sœur jumelle. Par son meilleur ami. J'ai fait tous les bilans, essayé tous les traitements, sa toux fluctue au gré des périodes d'alcoolisation et de rémission.

Elle est mère seule d'un enfant sans père. Elle jongle entre le travail, la nounou et ce garçon auquel elle n'était pas préparée.

Elle n'est pas mère. À 40 ans passés, elle va retourner une dernière fois en République tchèque pour donner une ultime chance à ses embryons congelés. Elle me sollicite pour l'échographie préalable.

Elle m'amène son père âgé en consultation. Au passage, elle me parle de son fils et me décrit les symptômes d'une bouffée délirante en train d'éclore. Je passe chez eux, j'explique que ce n'est plus d'homéopathie et de yoga qu'il a besoin. Je lui demande si elle veut bien faire le certificat pour une hospitalisation en psy. Je la vois osciller entre la peur de l'inconnu et le soulagement d'un diagnostic.

Elle a 84 ans. Son fils unique et son petit-fils sont morts il y a quatre ans. Elle va doucement mieux et me raconte avec fierté qu'elle vient de repeindre ses volets.

Elle refuse tous les vaccins pour ses enfants depuis que le dernier a fait une réaction bizarre après un ROR. Elle veut les protéger, mais je pense qu'elle a tort. J'ai conscience de la violence que je lui inflige en insistant pour au moins le tétanos. Je sens sa peur derrière son acceptation.

Elle se dit que ses enfants, c'est la seule chose de bien qu'elle a réussie dans sa vie. Elle est dévorée par la honte de ne pas pouvoir acheter un ordinateur pour l'ado qu'il lui reste à la maison. Je lui propose d'essayer une psychothérapie pour retrouver un peu de confiance en elle.

Elle est mère, grand-mère et arrière-grand-mère. Ses douleurs, ça va beaucoup mieux depuis que son fils est à la retraite et qu'il passe du temps chez elle.

Elle a 30 ans, 50 ans ou 80. Elle est mère, d'une fille ou, peut-être plus souvent, d'un fils. Elle me parle de ce lien si fort, si présent.

Ces drames, ces bonheurs, ce poids sur le cœur.

Il ne me semble pas avoir été un mauvais fils. Mais, de les entendre et de les voir en consultation, je crois que je pense un peu plus fréquemment à lui dire que je l'aime. À la mienne, de mère.

Break

Il y a quelque temps, je téléphonais à ma mère pour prendre des nouvelles. Nous avons raccroché de manière un peu précipitée. Pas vraiment fâchés, mais quand même.

— Oh ! en ce moment, tout le monde est malade autour de nous ! J'ai appelé notre voisine, madame Dupont. Elle avait une drôle de voix. En fait, on vient de trouver un cancer du sein chez sa fille. Elle a été opérée et elle a de la chimio : elle a perdu tous ses cheveux.

— Oui, OK, c'est moche pour elle.

— Et puis, il y a monsieur Durand : il a dû aller aux urgences. Il avait une sacrée pneumonie, il a même craché du sang.

— Mmm...

— Et ce n'est pas tout, il y a aussi madame...

— Maman, ça va. Tu ne veux pas me parler d'autre chose que d'histoires de maladies. J'entends ça toute la journée.

— Oh ! bon, je te parle des gens qu'on connaît, de ce qui se passe autour de nous.

Elle n'avait pas vraiment tort. Les questions de santé occupent une bonne part des discussions de tous les jours. Quoi de plus naturel ?

D'autant plus qu'en s'adressant à un médecin, on attend une certaine expertise, un éclairage supplémentaire. Et puis, il n'est pas illogique de se dire que ça va l'intéresser.

Les autres, je ne sais pas. Mais, moi, je ne supporte pas.

Toute la journée, ou presque, je parle de maladie, de mort, de cancer, de douleurs, de dépression. Bien sûr, il y a des instants heureux, mais, tout de même, les gens viennent surtout nous voir quand ils ne vont pas bien.

Et toute cette souffrance me pompe.

Elle pompe mon énergie. Tous ces malheurs, toute cette douleur, même quand on a appris à se préserver et à garder une certaine distance, c'est fatigant. C'est mon boulot, je l'ai choisi et je l'aime. J'accepte ça. Je prends ces nuages et ce brouillard, je les prends pour les moments de soleil.

Lors d'une consultation, je ne compte pas mon temps et je tâche d'être totalement à l'écoute. Si vous venez m'évoquer vos soucis et vos maladies, tant que vous serez dans mon bureau, il n'y aura que ça d'important à mes yeux. Mais, vraiment, quand j'ai quitté le cabinet, c'est fini. Je ne supporte plus d'entendre parler de problèmes de santé. Je pourrais presque en être agressif. Je veux du rose et du doré, du miel et du lait.

C'est aussi pour ça que j'habite un peu à l'écart, à quelques kilomètres de mon bureau. C'est pour ça que je redoute d'avoir à me rendre dans les commerces du coin.

Si vous croisez votre médecin par hasard, en dehors de son lieu de travail, vous pouvez aller lui dire bonjour, bavarder de choses et d'autres comme vous papoteriez avec n'importe quelle connaissance.

Mais, de grâce, ne lui parlez pas de santé. Ni de la vôtre ni de celle des autres.

En tout cas, ne m'en parlez pas à moi. Parce que, en dehors de mon cabinet, et sauf si vous êtes de ma famille ou de mes amis proches, ça ne m'intéresse pas.

Crépuscule

Mme Lautomne a fait partie de mes premiers patients il y a six ans.

Elle était déjà veuve, déjà un peu anxieuse.

En 2007, elle avait eu une mauvaise passe : l'impression de perdre les pédales, des cauchemars de départ en maison de retraite. Je lui avais fait quelques tests de mémoire ; ils étaient parfaitement normaux. Nous avions été rassurés.

Petit à petit, elle semblait de plus en plus angoissée, se plaignait de plus en plus souvent de son ventre. On avait fait des bilans qui n'avaient rien trouvé de spécial à se mettre sous la dent.

Au printemps de l'an dernier, j'avais refait les tests. Ce n'était pas encore alarmant, mais quand même, la dégradation était réelle. La gériatre consultée avait écrit : *Les troubles cognitifs sont restés assez stables, il persiste un manque du mot et il faut parfois l'aider à finir ses raisonnements.*

Mme Lautomne a fini par réclamer elle-même d'aller en maison de retraite.

Je suis le spectateur, presque impuissant, de sa déchéance.

Depuis trois mois, elle me faisait appeler très régulièrement. Pour des plaintes vagues, compliquées à étiqueter. Avec des angoisses de plus en plus envahissantes et une parole de plus en plus difficile. Elle ne trouvait plus ses mots, ne savait plus trop bien où elle était.

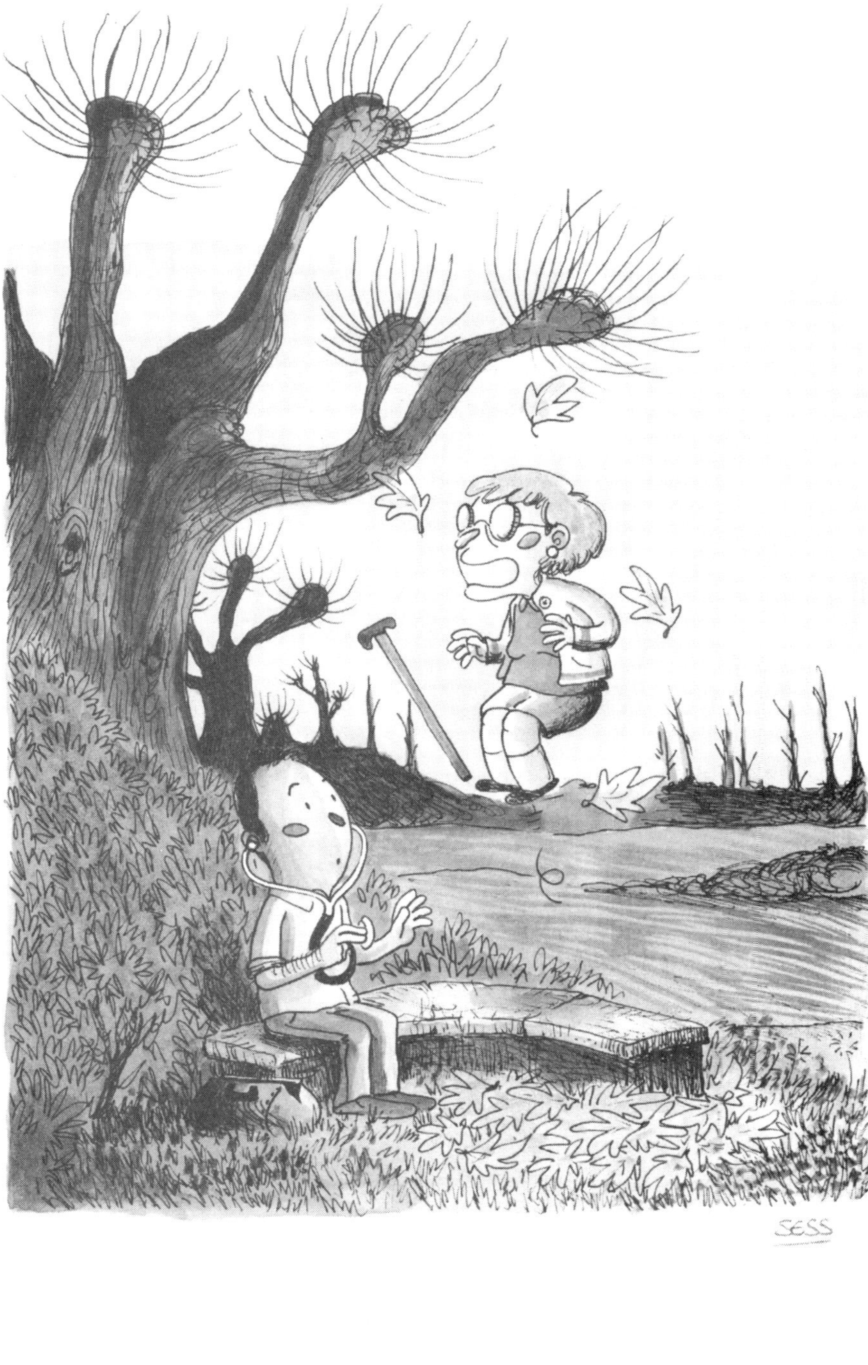
SESS

C'est ma remplaçante qui a fini par l'adresser à l'hôpital pour écarter une éventuelle cause curable à ses troubles.

Malheureusement, ils n'ont rien détecté de particulier. Et ont conclu à une dégradation particulièrement rapide de sa démence[1].

Je viens de passer la voir à la maison de retraite.

Elle m'a fait de la peine.

Avant de me rendre dans sa chambre, j'ai discuté avec l'infirmière qui m'a dit que Mme Lautomne a encore de vrais moments de lucidité.

Les dernières lueurs du crépuscule.

Le matin même, elle l'avait appelée pour lui dire son angoisse. Son affolement de ne plus savoir comment aller aux toilettes seule. L'infirmière lui avait expliqué :

— Voilà, vous baissez votre pantalon et vous vous asseyez sur les toilettes.

— Oui, mais après ?

Lorsque je suis entré dans sa chambre, Mme Lautomne était demi-couchée, demi-assise en travers de son lit. Elle qui, avant, ne se serait jamais laissée aller ainsi.

— Vous voulez que je regarde votre ventre ?

— Oui.

— D'accord.

— Ah ! c'était le petit, le petit, le bonhomme là..., qui m'a..., qui m'a... Je disais que je l'avais pas vu..., mais si puisque...

— Quel bonhomme ?

— Le..., le petit... Ho ! ho !... Ça m'arrive... Ça m'arrive là...

— Bon, je ne vois rien d'inquiétant. Votre ventre est bien.

— Là, ça va.

1. Voir la note de « Révolution ! »

Je sors le tensiomètre.

— Douze et demi sur huit.

— Ah ! voilà, je reconnais pas tous ces mots.

— Votre tension est bien !

— Oui… J'ai souvent envie…, envie de voler... Euh..., envie de voler...

— Vous avez envie de voler ?

— Ah ! ben, j'ai envie de..., de faire..., de... Ah ! Je sais plus... Je sais plus me proposer... J'ai envie de vomir quand je suis avec les autres. Mais je me regarde pas.

— Bon, je vais préparer l'ordonnance pour les médicaments.

— Oui, les médicaments peut-être sont pas trop bien..., trop bien faits.

— Pourquoi ?

— Parce que je…, ils... tra..., on prépa... Je sais pas, je sais pas, c'est pas correct.

— Je ne comprends pas.

— Moi non plus. (Elle sourit.) J'ai un peu la tête de travers.

— Je vois ça.

Laisse-moi

Jean-Paul est un patient vraiment sympa. Agréable, franc du collier et pas chiant pour un sou.

Il a une maladie que je ne maîtrise pas trop mal, assez facile à gérer. En fait, je le vois deux fois par an pour son renouvellement. Ce n'est pas épuisant. Et en plus, c'est une pathologie qui lui donne droit à bénéficier d'une ALD et qui, du coup, me permet de percevoir 40 euros par an en plus des consultations.

Et lui aussi m'apprécie beaucoup depuis que je l'ai tiré d'un mauvais pas.

Vraiment, le patient de rêve.

Mais je lui ai demandé de changer de médecin.

Car Jean-Paul a déménagé. Il y a un an et demi. À 60 kilomètres de mon cabinet.

D'emblée, je lui avais dit qu'il devrait peut-être changer, que je tenais son dossier à sa disposition. Mais il ne voulait pas.

— Vraiment, docteur, on vous fait confiance, ma femme et moi. Ça ne me dérange pas du tout de faire la route pour venir vous voir.

C'est pas bon pour l'ego, ça ?

La dernière fois qu'il est venu, j'ai remis ça. Je lui ai dit que ça ne me plaisait pas de rester son médecin officiel, que ce n'était pas bien pour lui. Et je lui ai raconté l'histoire de William. William était un vieux monsieur anglais, on ne peut plus *british*. Avec tout un tas de problèmes de santé compliqués à gérer. Le jour où il a déménagé pour se rapprocher de la ville, il m'avait demandé si j'acceptais de continuer à le suivre.

Il me faisait confiance et, si sa femme était bilingue, il ne parlait pas français et il n'y avait pas de généraliste anglophone là où il allait. Je n'avais pas encore tant de patients à l'époque et je me suis senti flatté : j'ai dit oui.

Et le jour où William a fait son accident vasculaire cérébral, ça ne s'est pas très bien passé. Aucun médecin du secteur n'a voulu se déplacer. Débordés et ne se sentant pas vraiment concernés, ils se sont tous renvoyé la balle. Son état n'était pas assez grave pour mobiliser un SMUR, et c'est moi qui ai fini par trouver une ambulance pour venir le prendre en charge et pour envoyer aux urgences ce patient que je n'avais pas examiné.

Une situation détestable qui m'avait laissé un goût amer.

J'ai donc raconté cette histoire à Jean-Paul. Je lui ai dit qu'on allait voir ensemble s'il n'y avait pas un Lecteur émérite de *Prescrire* dans son coin, que ça pouvait faire une bonne base de départ. On en a trouvé un.

Je lui ai dit que, s'il avait un problème particulier un jour, il pouvait toujours repasser pour en discuter. Et je lui ai remis son dossier.

Je viens d'apprendre sur le site de la Caisse que Jean-Paul a changé de médecin traitant.

C'est mieux ainsi.

Vite fait mal fait

J'ai rencontré Jean-Michel pour la première fois à l'automne, deux mois après le départ en retraite du Dr Moustache[1] (bon débarras). C'était pour son père de 88 ans qui souffrait d'un abcès.

En arrivant, j'ai trouvé le papi totalement grabataire, recroquevillé en deux dans son fauteuil, planté devant une télé qu'il entendait peut-être, mais qu'il ne voyait pas puisque ses yeux ne fixaient que ses propres genoux.

Après l'avoir examiné comme je pouvais en tentant d'écarter les multiples couches de vêtements qui l'engonçaient, j'ai fini par le mettre sous antibios.

Je suis revenu la semaine suivante pour un contrôle et pour renouveler son traitement habituel.

— Vous avez récupéré son dossier ?

— Ah ! non, il n'y en a pas.

— Ah ? Il a des médicaments pour le cœur… Vous savez pourquoi ?

— Non.

— Il était déjà à l'hôpital ? Il a vu un cardiologue ?

— Ouh là, pas depuis longtemps. Il avait bien été chez le docteur Châtaigne il y a des années, mais il est à la retraite.

— Bon, ben je laisse les médicaments pour le cœur pour le moment. On va peut-être enlever quand même la

1. Voir « Suicide médicalisé ».

Nicergoline et le Donépézil parce que, à part les effets indésirables, je ne vois pas ce qu'ils amènent. Et puis on va essayer de réduire un peu le calmant.

Jean-Michel m'avait dit que, puisque j'étais là, si je pouvais aussi lui renouveler son traitement à lui, merci.

Il avait une bonne liste également : trois médicaments pour le diabète, deux pour la tension, un pour-le-cholestérol-qui-marche-pas, un pour la goutte.

— Vous avez déjà fait de la goutte ?

— Non, jamais.

— Ah...

J'étais en retard, je me suis contenté de lui faire une prescription pour un mois, en dépannage, et je lui ai dit que, la prochaine fois, on ferait le point plus sérieusement. Et qu'il devait faire une prise de sang d'ici là parce que, avec son diabète, six mois depuis la dernière, ça commençait à faire un peu beaucoup.

La fois d'après, c'est ma remplaçante qui est venue.

Elle a tout de même réussi à vérifier sa tension et m'a écrit dans le dossier : *N'a pas fait sa prise de sang : je la prescris à nouveau. Je négocie un autre renouvellement en même temps que son père pour qu'on refasse le point.*

Elle a su trouver les mots puisqu'il a fini par le faire, son bilan !

Jeudi dernier, ma secrétaire m'avait noté que je devais passer chez le papi pour renouveler ses médicaments. J'ai été bête : je ne me suis pas méfié.

Lorsque je suis arrivé dans la cour de la ferme, Jean-Michel rentrait ses poules. Toby, le gros chien marron, aboyait après moi.

J'ai poussé la porte vitrée pour que nous puissions pénétrer tous les trois dans la cuisine où se trouvait le grand-père. Toujours aussi recroquevillé, aussi maigre, aussi muet, aussi les yeux fixés sur les genoux.

La chaudière tournait à fond et il régnait une chaleur tropicale. Trente degrés au bas mot. Pourtant, le vieillard était, comme d'habitude, enveloppé de ses multiples couches de vêtements.

— Il a toujours froid.

Bien évidemment – j'aurais dû m'en douter –, quand j'en ai eu fini avec lui, Jean-Michel m'a demandé :

— Et ma prise de sang ? Et d'ailleurs, vous me faites mon ordonnance ?

Il avait le papier de déclaration de médecin traitant dans la main, prêt à me le faire signer.

J'étais, comme souvent, déjà bien en retard sur ma tournée. Et, pas de chance, c'était un jour où j'étais un peu crevé et d'humeur maussade. J'ai démarré assez sec.

J'ai dit à Jean-Michel que je ne pouvais pas fonctionner comme ça. Que je ne pouvais pas lui faire une ordonnance « comme ça sur un coin de table »…

— Comment ça, sur un coin de table ? Vous n'êtes pas bien installé ?

— Bon, d'accord... Comme ça sur une table de cuisine, le soir, avec la télé allumée, dans cette chaleur à crever et Toby qui me renifle les mollets.

Que, quand même, il avait du diabète…

— Comment ça ? Mais vous avez vu la prise de sang… Elle est bien, je n'ai pas de diabète.

— Oui, avec trois médicaments pour faire baisser le sucre !

Que, quand on a du diabète, il faut vérifier l'état des pieds de temps en temps…

— Comment ça ? Ils sont très bien, mes pieds, j'ai pas mal !

Qu'il y a un certain nombre de choses à suivre, examiner les yeux à l'occasion…

— Comment ça ? Mais je vois très bien !

Il m'a demandé qu'est-ce que c'était que toutes ces histoires, qu'il n'était pas le genre à enquiquiner les médecins, que depuis 30 ans il fonctionnait comme ça avec le Dr Moustache et que ça lui avait très bien réussi jusque-là.

Et que, d'ailleurs, le diabète, le diabète, hein, ça ne lui avait pas porté tellement tort et qu'il connaissait un voisin qui était déjà monté à cinq grammes de diabète et qui n'en était pas mort.

Je lui ai répondu que, certes, les attaques et les infarctus, on les faisait plus souvent à 60 ou 70 ans qu'à 30 ou 40 et que, comme il en avait 59, ça allait peut-être en se rapprochant.

J'ai aussi ajouté qu'à mon avis le Dr Moustache n'était sûrement pas un très bon médecin – « Comment ça ? » –, que moi je n'étais pas du genre à bricoler – « Comment ça, un bricoleur ? » –, que, de toute façon, je ne travaillais certainement pas de la même manière que lui, que ce n'était pas ma faute s'il était parti à la retraite et que, si ça ne lui plaisait pas, il n'avait qu'à rappeler le Dr Moustache pour voir s'il acceptait de continuer à s'occuper si bien de lui.

Tout en lui faisant une ordonnance, conclue par un rageur « acte gratuit » souligné, j'ai essayé de lui expliquer que je comprenais bien qu'il n'avait pas envie d'être emmerdé, que, si vraiment il ne le souhaitait pas, j'éviterais de l'envoyer chez des spécialistes, que j'étais d'accord pour ne le voir que tous les trimestres.

Mais qu'une consultation tous les trois mois au cabinet, avec toutes ses pathologies, c'était le plus loin que j'acceptais d'aller et que, en dessous, j'aurais l'impression de faire n'importe quoi.

Je lui ai dit que, tout ça, c'était parce que je voulais m'occuper correctement de sa santé même si, question fric, c'était plus intéressant pour moi de passer cinq minutes à lui prendre la tension et recopier bêtement sa prescription.

Et je lui ai dit que, s'il ne comprenait pas ça et que ce n'était pas possible pour lui, alors, je n'étais certainement pas le médecin qu'il lui fallait, qu'on ne peut pas convenir à tout le monde et qu'il ferait mieux de s'en trouver un autre.

On a continué comme ça une dizaine de minutes, et Jean-Michel a fini par me raccompagner jusqu'à la voiture.

— Bon, bon, je vais y réfléchir, je vais y réfléchir. Je ne dis pas que je ne vous rappellerai pas.

Le fera-t-il ? Ne le fera-t-il pas ?

Je n'en sais rien et, à vrai dire, je m'en fous un peu. J'ai bien assez de travail pour ne pas m'user les nerfs avec ce type de personnages.

Mais j'ai quand même eu une pensée mauvaise pour cette crapule de Moustache. Je me suis dit qu'il était certainement bien plus coupable que le patient. Que l'incompréhension de Jean-Michel n'était qu'à la mesure de la médecine qu'il avait connue jusque-là.

La médecine de ce bon vieux Dr Moustache qui est venu fidèlement pendant des années, vite fait mal fait, faire sa petite visite, contrôler sa petite tension, faire sa petite ordonnance, prendre son petit chèque.

Et je me suis dit que, quand même, ça ne me faisait pas qu'à moitié chier de me faire engueuler parce que, de mon côté, j'essayais de faire le boulot correctement.

Digne de ta confiance

Chère Marguerite,

Dans le genre des patients qui ne veulent pas qu'on les enquiquine, je te préfère largement.
Il y a trois ans, quand le Dr Panier est parti à la retraite et que je t'ai rencontrée pour la première fois, tu m'as accueilli dans ta cuisine.
Tu avais enfermé ton vieux chien depuis un moment et tu avais presque 20 de tension. Il faut dire que j'étais arrivé à 18 heures passées ; tu n'avais pas l'habitude.
Tu ne prenais pas trop de médicaments, tu ne te plaignais de rien. Et tu m'as tout de suite expliqué que tu voulais surtout rester chez toi, ne jamais aller à l'hôpital. Jamais. Tu m'as même demandé de te le promettre.
Pourtant, en t'examinant, j'ai entendu ce gros souffle dans ton cœur. J'ai tenté de te dire que ça pourrait être une idée de voir le cardiologue pour savoir de quoi il en retournait. Je suis allé dans le mur direct. Une muraille aussi douce qu'infranchissable. Et d'ailleurs, pas la peine d'insister : tu ne supportes pas la voiture ; cinq kilomètres et tu es malade.

En fait, tu n'as pas eu tellement à lutter : je te l'avais proposé un peu pour le principe. J'étais bien d'accord qu'à 89 ans, on n'allait certainement pas t'imposer cette dangereuse opération cardiaque.
Je crois qu'on s'aime bien.
Tu as fini par comprendre que mes horaires de visite, ça pouvait être aussi bien à 15 qu'à 20 heures et tu t'y es faite. Tes chiffres de tension sont devenus progressivement plus habituels. Tu sais également que, si tu es en train de gratouiller dans ton potager et que le chien n'est pas enfermé lorsque j'arrive, ce n'est pas très grave. On a le temps.
Quand ton vieux chien est mort l'an dernier, ça m'a fait bien plaisir de te voir en reprendre un nouveau. La même race, bien sûr : celle que tu as toujours eue.
Bien souvent, mes patients âgés rechignent à prendre un animal. C'est tout le temps : « Et s'il m'arrive quelque chose ? Et si je dois aller à l'hôpital ? Et puis, je suis trop vieux de toute façon. »
Avec toi, c'était beaucoup plus simple : gratter la terre de ton potager, dévorer les romans de la bibliothèque municipale, caresser ta chienne, dîner avec ta petite-fille qui habite à côté et qui vient chaque soir en rentrant du travail. Tu n'en demandes pas plus et on verra bien jusqu'où ça ira comme ça.
Il y a trois mois, tu as commencé à te plaindre de ton genou. De plus en plus. Au point de ne presque plus bouger de ta chaise.
J'ai essayé les médicaments contre la douleur en montant les doses petit à petit, mais tu avais toujours aussi mal.
En désespoir de cause, je t'ai proposé de tenter une infiltration. Bien sûr, hors de question d'aller voir

un spécialiste : tu m'as demandé si je pouvais la faire. Je t'ai dit que ça ne m'enchantait pas, mais que, si tu le souhaitais, je la ferais.
Je peux te l'avouer maintenant : lorsque ta petite-fille t'a amenée au cabinet, c'était la première infiltration que je faisais. J'ai beau être assez débrouillard, je n'avais jamais appris le geste. Même si j'avais passé une heure avant à relire mes manuels et à regarder des vidéos, je n'en menais pas large !
Mais ça s'est très bien déroulé ; j'étais fier de moi. Ça n'a pourtant servi à rien. Tu avais toujours les mêmes douleurs.
Lorsque je suis venu la semaine dernière, tu m'as avoué (« On se dit les choses, n'est-ce pas ? ») que ta nièce t'avait emmenée chez le médecin pour lequel elle travaille afin qu'il te fasse de la mésothérapie. Je t'ai dit que tu en avais tout à fait le droit et que ça ne me vexait pas. Surtout que le confrère n'avait pas été plus efficace que moi.
À un moment, ta petite-fille est arrivée. Nous avons poursuivi la conversation à trois.
Je t'ai confirmé que, malheureusement, je ne voyais plus trop de possibilités et que, même si tu as maintenant 92 ans, une prothèse pouvait être envisagée. Que c'était devenu de la chirurgie de routine, qu'on pouvait le faire sous péridurale.
Tu m'as dit non d'abord. Et puis tu as ajouté que tu allais y réfléchir et en discuter avec tes petits-enfants. Et que tu me téléphonerais.
Je sais comment tu fonctionnes. Je me doutais déjà que, deux jours plus tard, ta petite-fille m'appellerait pour me dire que tu étais d'accord et que je devais te prendre un rendez-vous avec le spécialiste.
Je crois que c'est la chose à faire. Tu as beau avoir

92 ans, tu es en forme et, si cette douleur continue à te clouer au fauteuil, ce n'est pas bon du tout. C'est vrai que c'est devenu une technique assez banale.
Mais, tout de même, tu as 92 ans et, à cet âge-là, le moindre grain de sable peut finir en catastrophe.
Une chute ? Une phlébite ? Un anesthésiste trop zélé qui t'envoie d'autorité au CHU pour ton cœur ?
On a fixé le rendez-vous, je t'ai fait la lettre, le chirurgien a confirmé une date d'intervention.
Tu me fais confiance. Mais, les risques, c'est quand même toi qui les prends.
Me voici donc à croiser les doigts, espérant que ta confiance sera méritée. Que je ne t'ai pas trahie.
Et que ça se passera bien.

On respecte !

Régis m'amuse. La plupart du temps.

La fois où, saoul comme un Polonais, il a débarqué à l'improviste dans mon cabinet après s'être tailladé les avant-bras, ça ne m'a pas amusé du tout.

C'était en fin de journée, je pensais avoir presque terminé et j'étais devant mon ordinateur à envoyer mes derniers mails quand il a toqué à ma porte. Après avoir retiré les feuilles d'essuie-tout qu'il avait utilisées pour emballer ses plaies, je me suis attaqué à désinfecter ses entailles, trop superficielles pour qu'il faille les suturer. Pendant que je faisais des pansements corrects en grommelant, Régis beuglait sur mon divan d'examen.

Ça ne m'a pas amusé non plus la fois où, un coup dans le nez, il avait essayé de me tirer une consultation alors que j'étais attablé pour déjeuner au PMU du village. Je l'avais envoyé promener en lui disant que les consultations, c'était au cabinet. Il avait râlé, avait parlé de non-assistance à personne en danger et m'avait fait la gueule pendant quatre mois. Avant de revenir comme si de rien n'était.

Mais, sinon, il m'amuse.

C'est mon petit morceau de ZUP à moi.

Il vient chaque mois renouveler son traitement. Aussi précis et fidèle avec moi qu'il peut être folklorique.

Il a fini par comprendre le fonctionnement du cabinet et par jouer le jeu. Il passe toujours le matin quand ma secrétaire est là pour prendre rendez-vous pour l'après-midi. Il est ponctuel et pas désagréable lorsqu'il est à jeun.

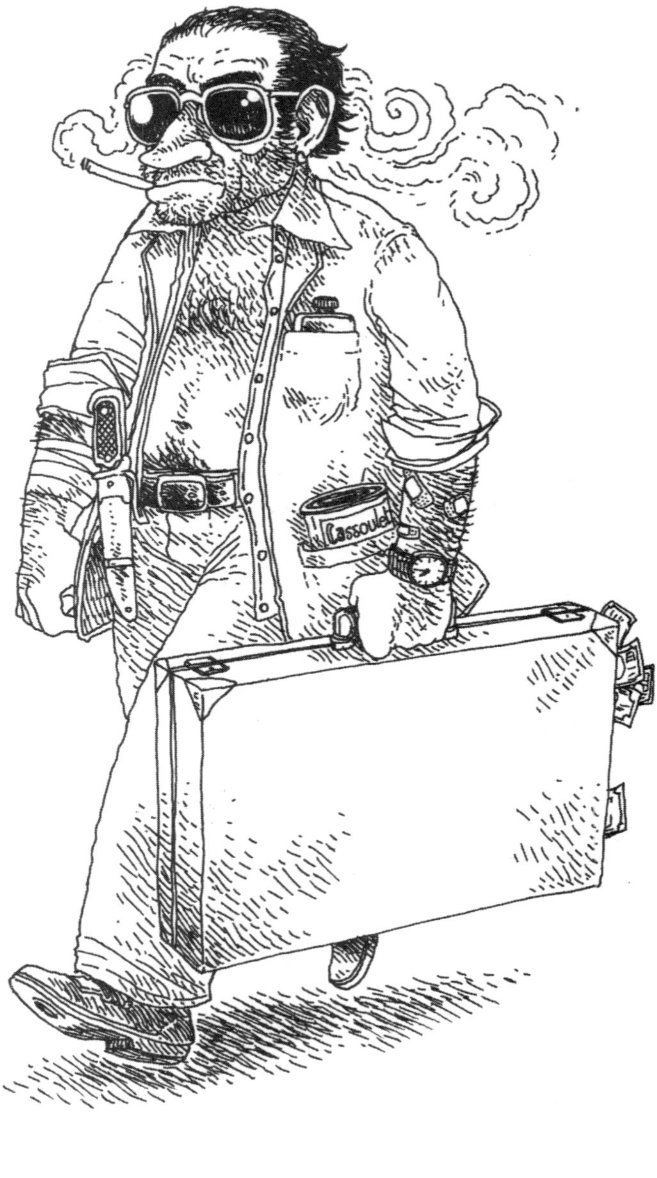
Cassoulet

D'ailleurs, ça fait au moins deux ans qu'il a sacrément réduit l'alcool. Du coup, je ne suis pas trop rigide non plus : les quelques fois où il vient sans rendez-vous, si je peux, j'essaie de le voir quand même. Il me raconte souvent ses ennuis avec les voisins, avec ses enfants, avec les gendarmes. Quand il me dit qu'il a un flingue, je ne sais pas trop si c'est réel ou pour se vanter.

Quand il me parle de ses cousins de la grande ville, c'est tout un univers inconnu que je découvre : un monde où les filles à marier s'achètent, où on se fait « saigner » si on déconne avec l'honneur de la famille, où les affaires se règlent en liquide. Je l'écoute cinq minutes, je ne sais pas si tout est vrai ou s'il en invente une partie. Je ne sais pas si je dois rire ou m'offusquer.

Il y a toujours des grosses voitures devant chez Régis ; des allemandes, bien sûr. Il les achète, il les revend. Parfois, j'appelle l'assistante sociale pour qu'elle lui donne des bons alimentaires, histoire qu'il se nourrisse d'autre chose que de conserves froides. D'autres fois, ou bien les mêmes, je vois des billets de 200 dépasser de son portefeuille.

Il me fait chier aussi, quand j'ai besoin de le joindre pour une prise de sang ou un rendez-vous à l'hôpital, et que je suis obligé de passer chez lui et de le sortir du lit en plein après-midi.

— Vous ne pourriez pas vous prendre un téléphone une bonne fois ?

— Un téléphone ? Vous êtes fou ! On n'a jamais de téléphone chez nous. C'est beaucoup trop risqué avec les gendarmes.

La dernière fois, il fanfaronnait en m'expliquant ses techniques pour sortir les enveloppes des boîtes de dépôt bancaire et celles pour ouvrir les voitures.

— Mais on ne touchera jamais à la vôtre. On respecte !

Alors, ça va.

Musulman

On les appelait les « musulmans » en attribuant à tort leur comportement à une soumission fataliste à l'environnement analogue à celle qu'on impute aux musulmans. [...] Ils étaient si totalement privés de réactions affectives, d'amour-propre et de toute forme de stimulation, si totalement épuisés, physiquement et psychiquement, qu'ils se laissaient totalement dominer par l'environnement. Ils tombaient dans cet état le jour où ils renonçaient à exercer la moindre influence sur leur vie ou leur entourage.

Bruno Bettelheim, *Le Cœur conscient*

Ça ne faisait que quelques mois que je m'occupais de lui lorsque sont apparus les premiers symptômes de son cancer.

En réalité, je ne l'avais vu que deux fois auparavant.

Jeune septuagénaire, look branché, très élégant. Trop peut-être. Il vivait avec sa compagne, beaucoup plus jeune que lui.

Le diagnostic avait été rapidement posé. Très vite, également, il s'était avéré qu'une opération était impossible et que nous ne pourrions donc pas le débarrasser pour de bon de sa tumeur. Un vilain cancer qui, si l'on en croit les statistiques officielles, ne laisse souvent pas beaucoup de temps pour ranger ses affaires.

Les premières consultations avaient été éprouvantes, les mauvaises nouvelles se succédaient. D'autant plus éprouvantes qu'il exigeait la vérité. Toute la vérité et tous les détails.

Avec ses airs intellos, son niveau socioculturel, je n'ai pas cherché à me dérober. J'ai mis toutes les cartes sur la table, annoncé le pronostic, envisagé les options. Avec lui et sa compagne.

Nous avions même évoqué la fin. Il avait tâté le terrain. En toute franchise.

— Dites voir, docteur, vous pensez quoi de l'euthanasie ?

Nous avions eu de longues discussions, autant médicales que philosophiques. Je voyais se tisser cette relation de confiance, ce partenariat construit autour de sa santé, de son avenir. Je l'avais assuré que je serais là jusqu'au bout et qu'on verrait le moment venu.

La chimio avait été entreprise rapidement, pour retarder l'échéance et tâcher de reprendre la main autant que possible. Il partait à la bataille avec courage et détermination.

De manière assez inattendue, au vu du diagnostic, cela fera bientôt deux ans.

Le traitement a rapidement donné de bons résultats. J'avais tempéré les excès d'optimisme : le pronostic restait sombre.

C'est progressivement que je me suis rendu compte que nous ne nous étions, en fait, pas compris.

Au début, lorsqu'il avait encore de la force et qu'il y avait un peu de temps entre deux chimios, je leur avais dit d'en profiter, de s'offrir quelques week-ends, peut-être un voyage. Mais, non, jamais. Je ne comprenais pas ce qu'il attendait pour vivre au maximum ce qu'il lui restait.

En fait, il me confiait qu'ils feraient tout ça « quand ça irait mieux et que cette histoire serait passée ». Malgré la vérité qu'il avait exigée, malgré mes explications franches et détaillées, ils escomptaient un impossible rétablissement pour reprendre une vie normale.

Lorsque le cancérologue disait « rémission », il entendait « guérison ». Pendant que je m'occupais de lui, sa compagne décortiquait les scanners qui s'accumulaient progressivement. Une réglette à la main, elle mesurait et remesurait les images.

— Regardez, ça fait cinq millimètres de moins ! Ça va mieux, non ?

Certes, il a doucement perdu du poids, il tousse toujours, un peu plus, un peu moins. Mais ça fait un an qu'il ne suit plus aucun traitement pour le cancer et que la situation reste stable.

Pourtant, ses douleurs se sont intensifiées petit à petit. Sans que nous puissions bien les expliquer.

J'ai progressivement augmenté les patchs de morphine, jusqu'à des doses vraiment impressionnantes, mais il lui faut quand même toujours autant de piqûres supplémentaires chaque jour.

Les infirmières préparent les seringues à l'avance et c'est sa compagne qui les injecte suivant leur petit et immuable rituel.

Ça fait un an aussi que je ne le vois plus qu'en visite à domicile.

— Ça va mieux.

Pourtant, il refuse de venir jusqu'à mon cabinet. D'ailleurs, il ne sort plus depuis longtemps que pour aller chez le cancérologue.

C'est ainsi que, toutes les quatre semaines, je me rends chez lui, dans sa maison éclairée seulement par deux petites fenêtres. Et que je le trouve assis dans son lit, calé sur ses oreillers, en train de regarder la télé. Invariablement.

Ils sont toujours là, tous les deux. Ne partent jamais, ne voient aucun ami. Ne reçoivent pour seules visites que celles des infirmières.

De mois en mois, je renouvelle l'ordonnance qui, en dehors des morphiniques, ne change pas.

Je me suis trompé.

Je l'avais imaginé flamboyant et je contemple à présent une braise qui n'en finit pas de se consumer.

Je ne comprends pas ses douleurs, mais je ne me sens pas le droit de les nier. Je lui donne sa morphine, mais je me fais presque l'effet d'un dealer.

Je respecte son libre arbitre, mais je n'arrive pas à l'approuver : j'ai envie de le secouer, de l'arracher de son lit.

Petit à petit, je sens s'installer un désamour à l'échelle de la sympathie que je lui portais. Je m'en veux.

Est-ce un « musulman » ? Est-ce sa manière de résister malgré tout ? Est-ce qu'un élément du diagnostic m'échappe ? A-t-il simplement toujours été comme ça ?

Médicalement, humainement, intellectuellement, je n'arrive pas à le comprendre.

Effeuillage

Je descends devant la vieille grange en pierres rouges.
La fraîche pénombre avance, troncs gris, branches hérissées.
Je soulève ma mallette, passe sous le noyer.
Fenêtres allumées, portail vert, rien ne bouge.

Sur sa chaise, le chat dort, paisible boule de poils blancs.
Le poêle à bois ronronne, papier peint défraîchi.
Elle se tient à côté, je salue, elle sourit.
Vitale et chèque parés, de même la prise de sang.

Je sors l'ordinateur, le brassard, le stétho.
Sur la toile cirée blanche, jaillissent mes instruments.
« Si vous le voulez bien, ôtons vos vêtements,
Pour vous examiner en commençant d'en haut. »

Épaisseur violette, un pull est dépecé,
Avant de faire tomber la blouse rose en nylon.
« Il le faut bien afin d'entendre vos poumons ! »
Le second pull-over, je m'en vais attaquer.

Continuons ainsi, gagnons les profondeurs.
Chemisette, soutien-gorge, une archéologie.
Combinaisons, dentelle, d'une ancienne mercerie.
Plongée dans les abysses pour ausculter le cœur.

Strip-tease au ralenti, amusant petit rite.
De bonne grâce, je me prête au jeu, cavalier de ce ballet.
Pelure après pelure, je la déshabillais,
Pétale après pétale, j'effeuillais Marguerite.

Impasse

Mon tout premier patient, ce fut le maire du village. Il voulait montrer l'exemple à ses administrés et avait tenu à prendre le premier rendez-vous du jour d'inauguration de mon cabinet. Le deuxième, ce fut Charles.

Il approchait déjà de ses 90 ans. Et se portait plutôt bien : il venait toujours à ma consultation en sortant du marchand de journaux, où il se rendait chaque matin au volant de sa deux-chevaux. Il avait l'habitude de passer tous les mois chez son ancien médecin. Vu la manière dont ça se déroulait et avec sa solide santé, je lui avais proposé de ne venir que tous les trimestres. Alors que d'autres ne demandent pas mieux, Charles refusa à ma grande surprise, et nous avions finalement fixé le compromis à un renouvellement par deux mois.

Je n'ai jamais vu pire tête de mule que lui.

En six ans, il n'a jamais accepté ni rendez-vous spécialisé ni examen complémentaire en dehors de quelques prises de sang. Il n'avait même pas voulu aller chez la podologue ou le kiné du village.

Pourtant, cela fait des années que j'ai fait le diagnostic d'une arythmie cardiaque. Ce serait une indication formelle à ce qu'il prenne des anticoagulants. Je lui ai expliqué pourquoi : il risque à tout moment de faire une attaque. C'est après deux ans de négociations, après une nouvelle tentative, qu'il a fini par accepter ces médicaments. Mais son consentement n'a duré que cinq minutes :

le temps que je lui annonce qu'il y aurait des contrôles sanguins réguliers pour surveiller le traitement.

Depuis que je le connais, de toute façon, il n'a jamais varié de discours :

— Tant que ça va, c'est bien. Le jour où il y aura un problème, vous me ferez une piqûre et puis zou !

Comme si c'était si simple.

Il y a huit jours, Charles est tombé chez lui, bêtement. Et c'est sa fille qui habite la maison voisine qui l'a trouvé par terre en fin d'après-midi : il n'avait pas réussi à se relever seul et avait traîné au sol toute la journée.

Lorsque je suis passé le voir, ça n'allait pas trop mal. Un de ses genoux était douloureux depuis quelque temps et c'était probablement là l'origine de la chute. D'ailleurs, ce n'était pas la première des deux semaines écoulées. Mais, sinon, rien de nouveau. Avec sa fille à côté, je lui ai dit que ça suffisait : qu'il fallait se décider à prendre la téléalarme que j'évoquais depuis longtemps, que c'était vraiment trop bête de rester ainsi sur le carrelage pendant des heures et que ce dispositif ne remettrait nullement son autonomie en cause.

En fait, Charles ne voulait rien. Tout allait bien, il ne souhaitait embêter personne, il n'avait besoin de rien. Même pas la peine de parler d'une aide à domicile puisqu'il « ne lui ouvrirait pas ».

Et, de toute façon, si ça devait se dégrader, il avait « de quoi régler le problème ».

Avant de partir, j'ai quand même tenté la prescription d'un déambulateur, d'une attelle et de radios.

Sa fille m'a rappelé quelques jours plus tard. Au début, avec l'attelle et le déambulateur, son père n'avait plus chuté, mais il s'en était lassé très vite et tombait à nouveau. De plus, il avait refusé mordicus d'aller faire les radios. Elle angoissait énormément, se levait plusieurs fois dans la nuit pour vérifier qu'il ne s'était pas cassé la figure.

Je suis d'abord allé voir Charles qui lisait son journal. En faisant la gueule.

Un problème ? Non. Tout va bien ? Tout va bien.

Sa fille venait de lui confisquer le paquet de mort-aux-rats sur lequel elle était tombée par hasard et qu'il conservait depuis des années « pour avoir ce qu'il faudra le moment venu ». Il lui avait dit qu'il s'en foutait, qu'il trouverait bien un moyen s'il le voulait. Par ce froid, s'il allait dehors, au fond des champs, il aurait claqué bien avant qu'on le retrouve.

Tout en nous expliquant ça, il jouait avec un long couteau effilé, histoire de nous montrer qu'il ne manquait pas de ressources.

Et d'ailleurs, si on se risquait à l'envoyer à l'hôpital ou en maison de retraite, il ne pourrait pas s'y opposer physiquement : c'était nous qui commandions. Mais il trouverait rapidement un moyen d'en sortir. Les pieds devant.

Il a tout de même accepté de répondre à quelques questions. Assez pour vérifier qu'il savait où et quand nous étions. Aucune désorientation, aucune confusion, et un examen neurologique normal.

C'était un vieux monsieur qui ne demandait rien d'autre qu'on lui foute la paix. Et qui voulait garder la liberté de décider de terminer sa vie au moment où il jugerait que ça ne valait plus le coup.

Mais c'était aussi un vieux monsieur qui n'avait pas beaucoup de considération pour l'angoisse de sa fille. Sa fille qui ne supportait plus de le voir ne pas se laver, ou qui craignait de le trouver, après des heures d'affolement, dans une mare de sang suite à une nouvelle chute ou bien mort gelé au fond d'un fossé.

Qu'est-ce que je pouvais faire ?

J'ai passé une heure à discuter avec la fille et son mari. Entendre leurs angoisses, leurs difficultés, leur culpabilité.

Je leur ai dit également que, même si je les comprenais, je ne voyais pas trop quoi faire. Que le grand-père avait apparemment toute sa tête et que, s'il décidait d'en finir, je ne savais pas vraiment comment l'en empêcher. Qu'il n'y avait aucun moyen légal pour le forcer à accepter une aide ou à entrer dans une institution. Et que, de toute façon, la sécurité dans une maison de retraite n'était pas forcément plus importante.

Je leur ai dit que je prenais les menaces de suicide, en cas d'hospitalisation, vraiment très au sérieux. J'ai essayé de les déculpabiliser du mieux que je pouvais en leur recommandant de continuer à mener leur vie le plus normalement possible, qu'ils n'étaient pas responsables de tout, qu'ils en faisaient déjà beaucoup et qu'ils ne pouvaient pas aider le grand-père malgré lui.

J'ai ajouté que cette situation était tout de même très récente : une semaine plus tôt et tout allait bien. Charles se débrouillait seul jusque-là, et on pouvait raisonnablement penser qu'on arriverait à dépasser cette crise et à retrouver un rythme de croisière plus supportable.

Puis je suis retourné voir Charles, je lui ai dit que, puisque c'était son désir, je le laissais à la maison avec son traitement habituel. Je lui ai dit aussi que j'avais toujours cru avoir affaire à un vieux monsieur respectable que j'étais prêt à accompagner dans ses choix, mais que, ce que je constatais, c'était un comportement d'enfant capricieux. J'ai indiqué qu'en refusant toute aide, il ne faisait qu'accroître l'angoisse et la détresse de sa fille et que ce n'était pas une attitude très honorable alors même qu'il souhaitait « surtout ne pas les emmerder ».

Trois jours plus tard, c'est un confrère de garde qui a hospitalisé Charles au milieu de la nuit en raison d'une nouvelle chute et d'une suspicion d'AVC[1]. Le lendemain

1. Accident vasculaire cérébral, communément appelé « attaque cérébrale ».

matin, j'avais le message de sa fille sur mon portable : *J'en ai parlé avec mon mari et mes enfants : on souhaite le mettre dans une maison de retraite à sa sortie parce qu'on ne peut plus assumer dans ces conditions-là. Grâce à une relation, j'ai trouvé une place pour la semaine prochaine. J'ai un dossier à vous faire compléter si vous voulez bien.*

Après avoir pris des nouvelles à l'hôpital, j'ai donc rappelé sa fille.

Le ton est vite monté.

— Vous savez, je comprends vos difficultés et vos angoisses, je connais le caractère de cochon de votre père. J'ai bien vu la situation impossible dans laquelle il vous met, mais je suis tout de même un peu étonné par les mots que vous avez employés. On ne peut pas, comme ça « mettre quelqu'un en maison de retraite », surtout quand il s'agit d'un adulte doté de toutes ses capacités et qui a toujours exprimé son refus. Je préfère donc vous le dire clairement : jamais je ne ferai de dossier d'admission sans l'accord de votre père.

— Mais comment ça ? Vous avez bien vu : ce n'est pas possible, c'est trop dur pour moi. Comment on fait alors ?

— Je ne sais pas. Je suis prêt à vous aider à trouver la moins mauvaise solution, à essayer de le convaincre encore d'accepter un soutien, voire un placement. Mais c'est une question éthique pour moi et, d'ailleurs, il y a des cadres légaux à respecter : on ne peut pas, comme ça, prendre des décisions à la place de quelqu'un qui est majeur.

— C'est ça : on me met tout sur le dos ! Mais je vous préviens : s'il revient à la maison, je m'en vais. Et s'il arrive quoi que ce soit, croyez bien que je me chargerai de faire savoir que c'était de la responsabilité des médecins qui n'auront pas fait le nécessaire.

— Bon, écoutez, puisque vous le prenez ainsi, je

vais vous dire : mon patient, c'est votre père, pas vous. Même s'il nous rend les choses impossibles, parmi mes fonctions, il m'appartient de défendre sa volonté et ses intérêts : jamais je ne ferai de dossier sans son accord. Je ne vous le souhaite pas vraiment, mais, à l'avenir, quand vous serez très vieille, ce sera peut-être au tour de vos enfants de vouloir vous placer malgré votre volonté. Ce jour-là, j'espère que vous aurez également un médecin qui vous soutiendra.

Et nous avons raccroché.

J'ai continué à prendre des nouvelles. L'hôpital m'a rapidement confirmé le transfert en maison de retraite. Ils étaient un peu désolés, mais n'avaient pas d'autre solution.

Le courrier de sortie ne laisse d'ailleurs aucun doute. *Le patient a accepté, plus ou moins forcé et contraint par sa fille, d'aller en maison de retraite finir ses jours.*

Cette histoire va mal se terminer.

Après avoir fermé toutes les autres portes, je suis presque sûr que Charles fera bientôt ce qu'il a toujours annoncé. A-t-il tort de réclamer cette liberté de pouvoir en finir lorsqu'il le désirera, dès lors qu'il jugera que son autonomie ou sa dignité seront définitivement compromises ? Certainement pas.

Mais il n'est pas très honorable non plus d'avoir laissé ce poids sur les épaules de ses enfants.

De toute manière, je pense que je ne le reverrai plus. Il est à présent dans une maison de retraite à 30 kilomètres de mon cabinet.

Et je dois avouer que je me sens, un peu lâchement, soulagé de ne plus avoir à me confronter à cette situation sans solution.

Airbus

Thierry est un rescapé. Lorsque je l'ai vu la première fois, cela faisait déjà une paire d'années qu'il avait fait son premier infarctus. À 36 ans.

Pourtant, petite victoire, c'est le premier homme de sa famille à dépasser les 50 ans, sur trois générations. Infarctus, attaques cérébrales, artérite, néphropathie, sa généalogie est une encyclopédie médicale.

À peu près toutes ses artères se sont bouchées, les unes après les autres. Une bonne partie a déjà été désobstruée. Je ne suis plus très sûr du nombre d'interventions et de la quantité de stents[1] que son corps renferme. Pourtant, il n'a jamais fumé ! Mais c'est vraiment le seul facteur de risque cardiovasculaire qu'il n'a pas. Pour le reste, c'est la « complète ».

Bien sûr, il a une liste de médicaments absolument effrayante. En dehors de la poudre qu'il prend pour la constipation, c'est une douzaine de produits plus dangereux et délicats à manipuler les uns que les autres. Et, le plus souvent, au maximum de la dose possible. Des traitements tout aussi vitaux pour lui qu'ils sont risqués.

On dit généralement que les interactions sont inévitables à partir de trois ou quatre substances différentes. Vous pouvez imaginer l'imbroglio dans le cas présent.

1. Un « stent » est une sorte de petit ressort qui permet de maintenir une artère ouverte après qu'on l'a dilatée.

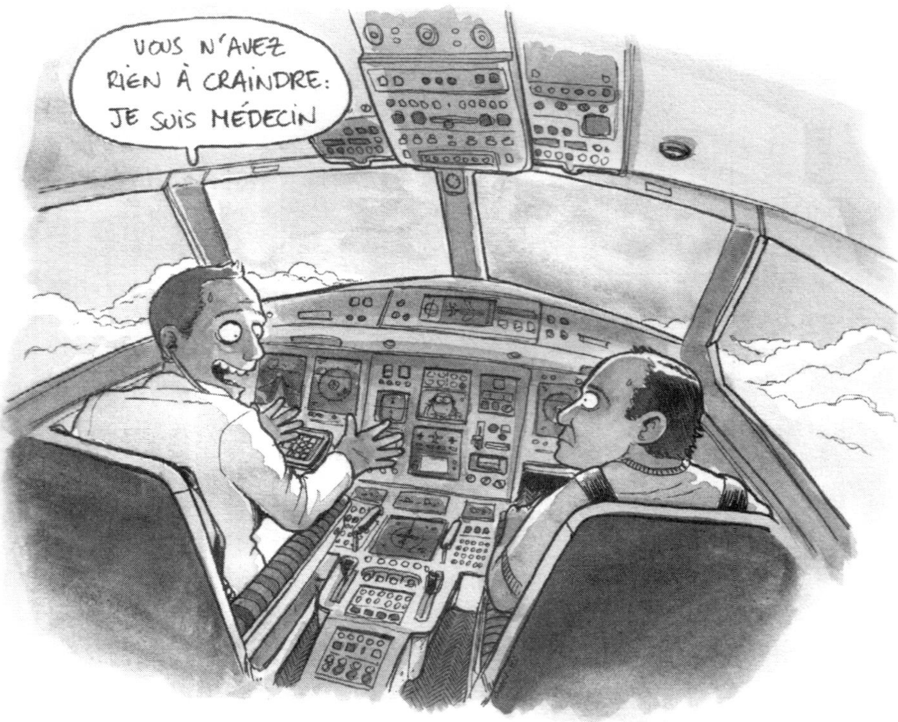
VOUS N'AVEZ RIEN À CRAINDRE: JE SUIS MÉDECIN

Il est venu me voir dans les premiers mois où j'ai commencé à pratiquer ici. Auparavant, il était suivi par le pire charlatan des environs, bien pire que le Dr Moustache[1].

Un médecin qui recrute ses patients-électeurs 25 kilomètres à la ronde, qui se vante de comptabiliser 60 à 70 « actes » par jour et qui fait vraiment n'importe quoi. Un personnage d'autant plus répugnant qu'il intervient en particulier dans les milieux les plus modestes.

Je relis avec consternation ce que j'avais noté la première fois que je l'avais vu :

Souhaite changer de MT. Situation catastrophique sur le plan des facteurs de risque.

1) Diabète : dernière HbA1C à 10,3 %[2]*. Début de l'insuline le 27/01. Doses adaptées par l'infirmière, a priori sans protocole clairement établi.*

2) Anticoagulation.Pourquoi un AVK ? À voir selon dossier. INR à 4,0 : est redescendu à 3/4 cp au lieu de 1. Ne reçoit aucune indication précise pour l'adaptation des doses (le médecin lui dirait de « se débrouiller avec les résultats »).

3) Cholestérol : *LDL 2,04 g !!! Sous Lipanthyl*[3].

Pas d'examen des yeux de fait depuis au moins deux ans. Pas de microalbuminurie de faite. => Pour l'instant, on adapte le Previscan et on récupère le dossier. Prévoir hospitalisation programmée pour essayer de rééquilibrer tout ça ?

J'ai beaucoup d'affection pour Thierry et sa famille. Ce sont des gens extrêmement modestes : CMU, HLM, invalidité, et, pourtant, ils ne déméritent pas. Son épouse

1. Voir « Suicide médicalisé » et « Vite fait, mal fait ».
2. Voir « L'école des cancres ».
3. Un vieux médicament contre le cholestérol, sans efficacité notable démontrée. On a beaucoup plus efficace dans notre musette !

travaille durement pour rapporter un salaire à la maison. Lui, il l'aide comme il peut. Il ne sait pas lire.

Ce sont des patients vraiment attachants : très gentils, hyper sérieux avec les traitements et les – nombreux – rendez-vous.

D'ailleurs, les résultats sont là, au moins en partie. Thierry est toujours très obèse, mais il a perdu tranquillement une quinzaine de kilos ; le diabète et le cholestérol sont presque dans les clous, et il n'y a plus eu de gros pépin depuis cinq ans.

On a convenu qu'on en restait à des ordonnances mensuelles. Trop de problèmes à gérer, de courriers à faire, de rendez-vous à planifier. À l'inverse, quand ils ont un empêchement, ils m'appellent, et je fais une prescription sans le revoir. Je sais que c'est occasionnel et que le suivi est rigoureux.

Même en le voyant très régulièrement, c'est exceptionnel que j'arrive à boucler la consultation dans les 20 minutes prévues. On déborde presque toujours.

En médecine générale, il y a des choses vraiment faciles à gérer.

À peine besoin de réfléchir, on déroule. Une angine blanche chez un patient lambda, c'est simple comme de la trottinette.

Pour beaucoup de mes autres consultations, ça reste assez abordable : deux-trois cadrans, quelques leviers à actionner, l'un ou l'autre bouton.

Mais quand Thierry arrive dans mon cabinet et qu'il s'assoit en face de moi, quand j'ouvre son dossier et que clignotent alertes et pense-bêtes, quand je me prends à relire les diverses lettres reçues récemment, les résultats de prises de sang, et qu'il me faut la molette de la souris pour afficher tous ses traitements et ses antécédents, j'ai bien souvent l'impression de me retrouver dans la cabine d'un gros porteur.

Dans un cockpit aux multiples cadrans, aux dizaines de boutons et de leviers avec des lumières rouges et vertes dans tous les sens.

Le dossier de Thierry, c'est mon Airbus à moi. Avec lui comme copilote.

— Le commandant Borée est heureux de vous accueillir à bord de ce vol. Des turbulences sont à craindre ; veuillez attacher votre ceinture, s'il vous plaît.

Libre

Lorsque j'étais interne, cela ne faisait pas très longtemps que nous avions des stages chez des médecins généralistes. Aujourd'hui, plus encore qu'à cette époque, ça me paraît fou de se dire que les générations précédentes n'avaient pas connu cette formation, qu'elles passaient directement de l'hôpital à l'exercice en solitaire dans les cabinets de ville. Alors que c'est vraiment autre chose.

La plupart de mes stagiaires m'ont confié leur étonnement face à ce décalage. Plusieurs fois, ils m'ont dit :

— En réalité, ce que vous faites dans votre cabinet, un chef de service de CHU serait incapable de le faire. C'est trop différent.

Pour ma part, j'ai eu la chance de passer six mois dans deux cabinets aussi dissemblables que complémentaires. Les deux en zones urbaines tout de même : c'était encore l'époque où je voyais l'exercice hors du CHU comme une semi-déportation.

L'un de mes maîtres de stage était installé au cœur d'une cité « chaude ». C'était de la médecine militante, et les problèmes sociaux étaient au premier plan. J'y ai beaucoup appris et j'ai énormément de respect pour cette généraliste et ceux qui partagent ce type d'exercice, même si je ne pourrai probablement jamais travailler moi-même dans un tel environnement.

Trop de concessions, trop de zones grises, trop d'éléments parasites pour mon esprit un peu psychorigide et obsessionnel.

L'autre partie du stage s'est déroulé dans une banlieue beaucoup plus tranquille avec un maître nettement plus conventionnel. Il lisait la revue *Prescrire*, et son bagage scientifique était solide.

C'est chez lui que j'ai appris une leçon que je continue à appliquer.

Lors d'une tournée de visites, nous sortions de la maison d'une dame âgée.

— Au revoir, docteur. Au fait, vous revenez quel jour ?

— Ça dépend de vous : appelez-moi quand vous voudrez que je vienne.

Dans la voiture, je lui avais posé la question :

— Ce ne serait quand même pas plus simple pour tous les deux que tu lui donnes tout de suite la date de ton prochain passage ?

— Si, mais je ne le fais pas. C'est important que les patients restent libres, y compris de changer de médecin. Là, si elle ne veut plus me voir, il lui suffira de ne pas me téléphoner, alors qu'appeler pour annuler un rendez-vous fixé par le médecin, c'est psychologiquement beaucoup plus compliqué.

L'évidence me perça. Pourtant, je ne m'étais jamais posé cette question.

Aujourd'hui, il y a bien Henri qui tient à ce que j'écrive systématiquement la date de la prochaine consultation sur son ordonnance : ça le rassure. Mais c'est la seule exception. Ne me demandez pas un rendez-vous un mois à l'avance : je ne vous le donnerai pas.

Du coup, il m'arrive en effet, occasionnellement, de découvrir sur les relevés de la Caisse qu'un patient que je voyais régulièrement a changé de médecin sans m'en parler. C'est toujours un peu vexant, un peu frustrant, mais ça fait partie du jeu.

L'autre intérêt, c'est que je garde la main sur mon planning. Je trouvais flippants les agendas de confrères que je remplaçais et dont l'emploi du temps était parfois bouclé trois semaines en amont.

Je n'aime guère devoir planifier mes congés des mois à l'avance. Un week-end prolongé, une journée de formation… Il n'est pas rare que je m'y prenne au dernier moment.

Cette liberté que je laisse à mes patients n'est donc pas pur altruisme.

C'est une question éthique, certes, mais c'est aussi à ma propre liberté que je veille.

Les aveugles et les muets

Le temps a passé, l'équipe a totalement changé, la nouvelle direction est infiniment plus soucieuse des aspects éthiques et, pour ce que j'en sais, c'est probablement devenu l'un des établissements les plus humains du département. Je peux donc me confesser.

J'ai commencé ici par un exploit : j'ai dénoncé la maison de retraite locale pour maltraitance.

Joli fait d'armes pour un début.

Avant de me décider à déménager, j'étais venu remplacer un confrère pendant une semaine, pour tâter le terrain.

À cette époque, la maison de retraite du village subissait de gros travaux de réhabilitation. Le directeur d'alors était connu pour une chose : il gérait le budget avec une rigueur extrême et excellait dans les tâches d'organisation ou de planification. Mais il ne sortait jamais de son bureau. Et n'allait jamais à la rencontre de ses résidents.

Généralement, lorsqu'il y a un tel chantier, un accord est trouvé avec d'autres établissements environnants pour qu'ils puissent accueillir quelques pensionnaires et qu'une rotation des locaux puisse se faire au fur et à mesure de l'avancée des travaux. Ici, ça n'avait pas été le cas. Tout le monde était resté. Certains résidents avaient été regroupés à trois dans des chambres prévues pour deux.

Mais ça ne suffisait pas.

C'est ainsi que certaines de ces personnes âgées s'étaient retrouvées dans des pièces dont les fenêtres étaient temporairement murées, occluant toute lumière naturelle. C'est donc lors de ma semaine de remplacement que, effaré et indigné, j'avais fait ce constat. J'avais demandé à l'infirmière si personne ne protestait.

— Il y a bien quelques familles qui ont râlé. Du coup on a fait des échanges de chambres : on a mis dans les chambres murées les personnes les plus démentes et dont les familles ne leur rendent pas visite.

Je crois qu'elle n'était pas très à l'aise.

Trois mois plus tard, quand je suis arrivé pour de bon, la situation n'avait pas changé. Certaines de ces personnes âgées en étaient à cinq mois de séjour dans des chambres aveugles.

J'ai hésité. Je me suis dit que commencer ma pratique ici en déclenchant un petit scandale local, c'était un peu... imprévu. J'ai même rationalisé les choses en me disant qu'au pire, je risquais d'attirer autant de personnes reconnaissantes que je perdrais de patients vexés.

J'ai donc téléphoné à la DDASS, qui ne s'appelait pas encore l'ARS, en leur expliquant la situation et en leur demandant, s'il vous plaît, d'éviter de mentionner mon nom « parce que c'est un peu délicat alors que je viens tout juste de démarrer ».

Une inspection avait été déclenchée. Pour ce que j'en sais, ce n'est pas allé très loin, car les travaux touchaient à leur fin et que, deux semaines plus tard, toutes les chambres avaient retrouvé une fenêtre.

Trois ans après, j'en rediscutais avec Nadine, l'infirmière, qui m'a dit en souriant :

— On s'est un peu douté dans la maison que ça venait de vous.

Visiblement, personne avant moi n'avait jugé nécessaire d'alerter les autorités. C'était en France. C'était dans les années 2000.

Décroissance

Spasfon, Mucomyst, Exacyl, Fonzylane...

Tous ces noms que j'ai appris pendant mes stages d'internat ou lors de mes remplacements, mon clavier a fini par les oublier. Petit à petit.

Je repense à mes premières ordonnances du début. À l'époque où, faute de mieux, je tâchais d'imiter mes maîtres, de recopier les prescriptions des médecins que je remplaçais. À l'époque où je découvrais tout juste la revue *Prescrire* et qu'elle me semblait décidément bien aride.

Tanakan, Vastarel, Hexaquine, Tanganil...

Plus je lisais, plus je comprenais ce que je faisais, plus je m'appropriais mes prescriptions, m'éloignant du recopiage et de l'imitation.

Je saisissais l'inutilité de certaines molécules quand ce n'étaient pas de « familles thérapeutiques » entières. Convaincu moi-même, je me sentais plus à l'aise pour l'expliquer à mes patients.

J'ai appris à négocier.

— Bon, je vous laisse le Tanakan inscrit sur l'ordonnance et je vous propose de ne pas le prendre tout de suite. Mais si vous trouvez vraiment que ça va moins bien d'ici deux ou trois semaines, vous pourrez aller le chercher. Ce sera à vous de décider.

Le plus souvent, à la consultation suivante, cette ligne disparaissait de l'ordonnance chronique.

Coquelusedal, Miorel, Lysopaïne, Daflon...

J'ai encore du progrès à faire. Je me sens toujours un peu sale quand je continue à noter des « pschitts » pour le nez. Je me dis que, si je les enlève, il ne restera généralement plus que le paracétamol sur les prescriptions des patients qui viennent me voir pour leurs rhino-broncho-laryngo-pharyngites.

Il m'arrive de lâcher sur certains de ces produits lorsque, vraiment, le patient insiste trop et qu'ils sont dénués d'effets indésirables sérieux.

Et il reste bien encore un peu d'Ikorel sur quelques ordonnances.

Je ne me sens pas encore assez sûr de moi pour mener ces batailles et franchir ces derniers pas. Mais je pense que, petit à petit, j'y parviendrai dans les prochaines années.

Hexaspray, Ercefuryl, Pivalone, Betaserc...

Immense privilège du médecin installé par rapport au remplaçant que j'étais, je peux infléchir progressivement les prescriptions de mes patients chroniques, les habitudes des autres pour les petites pathologies aiguës.

De la même manière, j'ai appris à me concentrer sur une seule molécule, parfois deux, pour chaque famille de médicaments. Mon IEC, c'est le ramipril, mon macrolide, c'est la spiramycine, mon anticalcique, l'amlodipine, mes benzo, l'alprazolam ou le clotiazepam.

Je les maîtrise bien, leurs dosages, leurs indications, leurs présentations.

Les autres, je les connais plus vaguement. En cas de besoin, je sais où chercher les informations, mais je ne m'en surcharge pas l'esprit.

Veinamitol, Hept-A-Myl, Magnésium, Hélicidine...

C'est beaucoup plus facile pour moi en fait. Plus confortable aussi.

Année après année, j'ai arrêté de prescrire tous ces produits. Mes patients ne s'en portent visiblement pas plus mal. Peut-être mieux. Ils ne mettent en tout cas pas plus de temps à guérir de leurs rhumes ou de leurs vertiges paroxystiques.

Petit à petit, mes ordonnances se simplifient.

L'une après l'autre disparaissent babioles et fanfreluches.

Je me concentre sur l'essentiel et me dépouille de l'inutile.

Maladite

Les gens, quand ils sont malades, ils aiment avoir un beau diagnostic.

Si ce n'est pas un mot compliqué, si ça ne provient pas du grec ou du latin, si ça ne finit pas en « ite » et que ça ne contient pas assez de « h » ou de « y », ça ne fait pas assez sérieux, et ils ont l'impression d'être venus pour rien.

S'ils arrivent avec le nez qui coule, un peu de toux et une petite fièvre, ils ne vous laisseront jamais leur dire « Oui, bon, vous avez un rhume et vous êtes un peu mal fichu. Reposez-vous ».

Ils penseront qu'il n'y a pas besoin d'avoir fait 10 ans d'études et de réclamer 23 euros pour ça. Leur voisine le fait aussi bien et c'est gratuit. Même si on leur dit « C'est un virus. Ce n'est pas très grave », ça risque de ne pas suffire. Un virus ? D'accord, mais quel virus ? Et puis ce n'est pas un diagnostic, ça, « un virus ». Rendez-moi mon chèque, espèce de charlatan.

Parfois, quand j'ai affaire à des patients de bonne volonté, j'essaie de leur expliquer.

Je leur dis que, le plus souvent, les bactéries se fixent sur un organe précis, mais que les virus, eux, ils envahissent un peu tout l'organisme.

Que, en particulier, les virus qui vous entrent dans le nez quand c'est l'hiver se diffusent toujours un peu partout : le nez, les sinus, la gorge, la trachée, les bronches, occasionnellement les oreilles et les yeux.

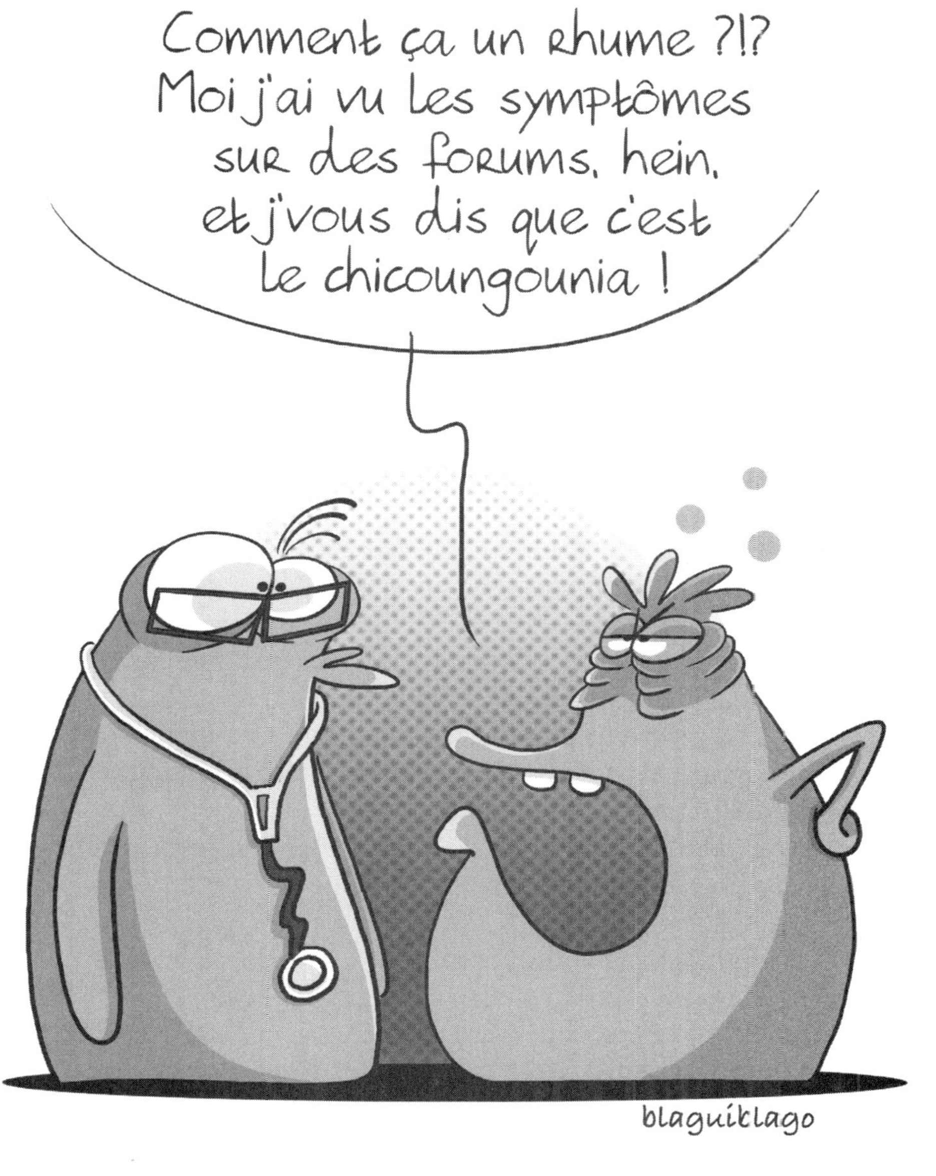
Comment ça un rhume ?!? Moi j'ai vu les symptômes sur des forums, hein, et j'vous dis que c'est le chicoungounia !
blaguiklago

J'explique que d'avoir le nez qui coule, puis de tousser quand « ça descend sur les bronches », c'est l'évolution normale et assez inévitable, que je ne connais rien qui puisse empêcher ça.

Que rhinite, sinusite, pharyngite, trachéite ou bronchite, c'est souvent un peu kif-kite. Et que, de toute manière, on s'en fiche un poil puisque ça revient au même et que le traitement (ou, le plus souvent, l'absence de traitement) est identique.

Mais ça prend un moment à exposer et ça ne marche pas à tous les coups. Avec certains patients, ça ne marchera jamais. Ils ne voudront pas de ces explications, croiront que je cherche à me débarrasser d'eux et se diront qu'ils ont vraiment perdu leur temps à venir me voir.

C'est pourquoi il m'arrive de mentir un peu et, pour avoir l'air sérieux, de déclarer « C'est une rhinopharyngite que vous avez ! », ou parfois, une bronchite, alors qu'en fait je n'en sais rien et que je me dis juste que c'est un bon rhume.

Et quand j'évoque le traitement, avec ces patients, je sais qu'il ne faut pas dire « Lavez-vous le nez avec de l'eau salée ». Ils feraient la moue, la mine peu convaincue, et iraient peut-être chez le pharmacien se faire refourguer une saleté à base de pseudoéphédrine.

Avec eux, il faut parler de « drainage rhinopharyngé avec une solution de sérum physiologique ».

Alors seulement, ils trouveront qu'on les a pris au sérieux. Ils penseront qu'une telle science vaut bien 23 euros et feront le chèque avec reconnaissance.

Ils iront ensuite voir leur femme, leur mari ou une voisine et lui diront, l'air grave :

— Tu vois, tu pensais que j'avais seulement un rhume. Eh bien, le docteur a dit que j'avais une rhinopharyngite !

Biscottes

Je n'aurais pas dû m'occuper de Mimi. Elle habitait un village bien trop éloigné de mon cabinet. Pas du tout mon secteur.

Je connaissais son neveu et il m'avait demandé de prendre le relais pour sa tante après une hospitalisation. Elle était veuve, n'avait pas d'enfants, elle était sous tutelle. Moi, j'étais installé depuis à peine un an, j'avais encore un peu de temps, j'ai dit oui.

Elle était suivie par un neurologue pour une soi-disant maladie d'Alzheimer. Il lui avait collé des médicaments inutiles et même dangereux pour sa grosse insuffisance cardiaque. Avec son diabète en plus, elle n'avait vraiment pas besoin de ça. J'avais commencé par faire du ménage.

Il faut admettre qu'elle n'avait plus toute sa tête depuis un moment. Encore suffisamment pour reconnaître ses proches, circuler dans sa maison, manger seule les repas préparés. Mais pas beaucoup plus. Quand j'arrivais chez elle, je la saluais :

— Bonjour, madame Mimi, vous savez qui je suis ?

Elle me regardait, me souriait, me répondait « Oui, bien sûr », me souriait encore. Puis ses yeux allaient vers ma sacoche, la scrutaient un instant.

— Ah ! Mais vous êtes le docteur.

Sa chance, c'est qu'elle n'a jamais été fugueuse. Elle ne bougeait pas de son intérieur, tentait rarement une incursion dans son jardinet.

Petit à petit, les conditions de son maintien à domicile s'étaient organisées. Nous avions fait une réunion à mon cabinet avec la tutrice, l'infirmière du village, le neveu et un cousin. Chacun avait décidé de faire de son mieux. Et même un peu plus. Aucun de nous n'avait eu tant que ça à prendre sur soi : Mimi était aussi rigolote que gentille.

La télécommande de la télé avait été retirée, et on avait vissé un cache en bois devant l'appareil qui ne laissait accessible que le bouton de marche : ça évitait qu'elle dérègle tout. Le gaz avait été coupé, une plaque à induction, achetée. Comme elle était incapable de se modérer, le pain était planqué dans la cabane du jardin.

Nous avions tout de même fini par lui enlever la téléalarme : elle l'utilisait un peu n'importe comment et ça commençait à être rude pour l'entourage qui était régulièrement appelé en pleine nuit. Comme tous culpabilisaient de cette décision, j'en avais fait une prescription médicale. Il me semblait que Mimi gagnait davantage à conserver de la famille présente et aidante, plutôt que de les laisser s'épuiser et de n'avoir que la maison de retraite pour alternative. Et tant pis pour le risque de chute.

Il y a un an et demi, Mimi était tombée, s'était ouvert le crâne, et les pompiers l'avaient emmenée se faire recoudre aux urgences sans que je sois au courant.

Là-bas, une interne avait eu la présence d'esprit de m'appeler. Je lui avais expliqué la situation et dit qu'il serait sûrement préférable que Mimi rentre rapidement chez elle. Elle était d'accord.

Mais ils m'avaient rappelé une demi-heure plus tard pour me dire qu'elle paraissait trop instable et qu'ils allaient la garder dans un service.

— Bon, je ne l'ai pas sous les yeux. Si ça vous semble indispensable, d'accord. Mais le moins longtemps possible, s'il vous plaît.

Et Mimi m'était sortie de l'esprit. Jusqu'à son retour chez elle un mois après. Grabataire.

Classique cercle vicieux : plus elle restait à l'hôpital, plus elle se dégradait. Plus elle déclinait, plus elle les inquiétait et plus on la gardait. Heureusement pour elle, elle avait une si petite retraite qu'une institution n'était guère envisageable. Provoquant la contrariété du confrère hospitalier, qui soulignait *qu'aucune autre solution n'avait été trouvée par la tutrice* et qui jugeait que *le retour à domicile serait difficile.*

De fait, Mimi ne se levait plus. Elle restait clouée au lit avec des couches alors qu'elle allait toujours seule aux toilettes jusque-là.

Grosse panique de la famille et des infirmières qui ne savaient pas comment s'en sortir.

J'avais tâché de rassurer ceux que je voyais prêts à flancher, remotivé les infirmières et annoncé, sans trop y croire, qu'on se donnait un mois pour essayer d'inverser la tendance. Ils ont bien voulu tenter le coup. Le médecin-conseil a accepté qu'une ambulance emmène Mimi quatre fois par semaine jusque chez la kiné, à 18 kilomètres de là.

Trois semaines plus tard, elle remarchait avec son déambulateur. L'infirmière m'avait raconté en riant ses premiers pas. La gourmandise l'avait emporté : c'était pour s'emparer d'une boîte à sucres oubliée sur le buffet de la cuisine que Mimi était repartie à la conquête de la station debout. Encore un mois et je félicitais toute l'équipe dans le cahier de transmission pour être parvenue à retrouver la situation antérieure.

Depuis, je continuais à passer faire les renouvellements tous les deux mois. Parfois, l'infirmière me faisait venir pour un problème intercurrent, mais c'était rare.

Ce dimanche, lorsque j'ai allumé mon portable, j'avais un message qu'elle m'avait laissé deux heures plus tôt.

Mimi avait fait un malaise, les pompiers essayaient de la réanimer. Si je voulais bien téléphoner, ce serait gentil.

Quand j'ai rappelé, l'infirmière m'a confirmé que c'était fini, que les secours avaient abandonné après 45 minutes de réanimation, mais que, de toute façon, personne n'y avait vraiment cru et que c'était mieux ainsi.

Elle m'a raconté qu'elle était là quand Mimi allait prendre son petit-déjeuner. Elle était attablée, recomptait ses biscottes, comme d'habitude. Et, comme d'habitude, elle râlait qu'on ne lui en avait mis que trois. Et puis elle avait arrêté de compter.

— Je vais m'coucher. J'sais pas c'que j'ai, j'ai l'diable en moi.

Et elle était tombée raide, le visage sur la table.

L'infirmière culpabilisait. Elle se demandait si elle avait manqué un élément qui aurait pu changer les choses. J'étais également un peu mal à l'aise : j'avais renouvelé son traitement quelques jours plus tôt et n'avais rien remarqué d'anormal.

Et puis, finalement, nous nous sommes remémoré quelques bons moments, quelques anecdotes amusantes ; nous avons ri un peu. Et convenu que ça devait bien arriver à son âge. Qu'après ce bel accompagnement pendant des années, Mimi avait eu droit à une sortie de scène aussi sympa qu'on pouvait l'espérer.

Sans vraiment avoir le temps de s'en rendre compte, elle était morte chez elle, sans douleur, pratiquement dans les bras de l'infirmière qu'elle connaissait bien et qu'elle aimait.

Le nez dans ses précieuses biscottes.

Lignes de vies

Voilà six ans que je me suis installé ici.
Peu à peu s'accroît mon petit cimetière.
Hommes ou femmes, jeunes ou vieux, chacun sa pierre.
Des visages qui s'effacent de ma mémoire,
des noms au passé.

Juliette, dossier numéro 10, mon tout
premier jour et une légère boiterie.
Tout premier symptôme, muscle après muscle,
gagne la paralysie.
Premier semestre, premier décès.

Amandine, petite fille blonde, qui venait
pendant les vacances
Pour que ses parents puissent souffler un peu.
Princesse muette et fragile. Parfois, la vie n'a guère de sens.
Et puis la carte pour me remercier et dire
qu'elle ne viendrait plus.

Pierre, pour qui n'avait pas voulu
se déplacer son ancien médecin :
« On ne fait pas d'infarctus à quatre heures du matin ! »
Deux petits mois ensemble et puis tout s'arrête,
Juste avant que son épouse le rejoigne pour la retraite.

Monique, qui avait perdu ses parents et son fils préféré,
N'a pas beaucoup lutté contre la maladie.
À croire qu'elle l'attendait presque avec envie.
Un semestre, et l'affaire était pliée.

Des morts brutales ou au ralenti, redoutées ou espérées.
Des moments de colère aussi. D'amertume. De rage indignée.

Quelques erreurs, quelques maladresses.
Pas trop, je pense.

Ceux avec qui ça n'a pas accroché.
Pas su les entendre ? Pas voulu leur céder ?
Ceux qui ont déménagé.
Dossiers transmis, dossiers fermés.

Des moments de bonheur, des moments de rire.
Petit à petit, parfois, une vraie complicité.

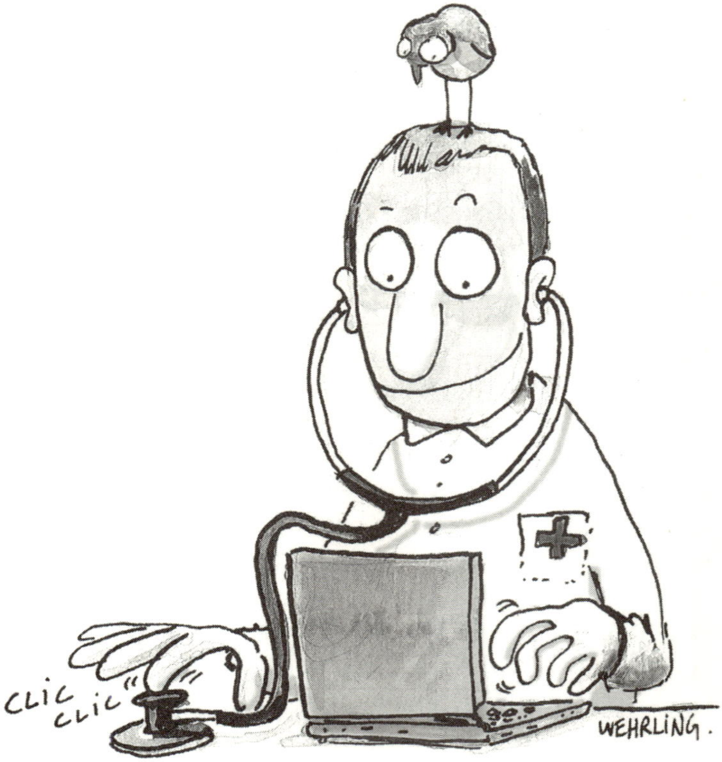

Sophie et son combat pendant trois ans :
Deux échecs de FIV[1], presque le deuil d'être maman.
Et cette grossesse totalement imprévue, jolie surprise.
Jubilation intense en lui annonçant que le test est positif.

Benoît qui n'allait pas très fort, fatigué, énervé pour rien.
Examen, longue discussion, j'ai eu le nez creux.
C'était de son colocataire qu'il était amoureux.
Depuis, il est parti dans une grande ville : je sais qu'il va bien.

Le SMS de Stéphanie pour me dire
que le traitement d'Éric a commencé,
Que ça semble bien se passer.
Nous voulions vous remercier pour
tout le chemin parcouru.

La boîte de chocolats apportée
par Valentin à sa sortie du CHU
Pour me remercier du mauvais pas dont je l'avais tiré.
Rattrapé sur le fil. Je fais quand même un chouette métier.

Ces vies accompagnées ou juste croisées,
Ces destins d'hommes et de femmes,
dans quelle mesure les ai-je modifiés ?
Les ai-je aidés ? Ai-je suivi une bonne direction ?

Étrange phénomène que la mémoire
Qui prend et laisse à son gré.
Je garde peu de souvenirs de ces histoires.
Des sensations, des instants, quelques images brouillées.
Est-ce pour cette raison que je me suis mis à écrire ?
Carnet de bord pour ne pas oublier.

1. Fécondation in vitro.

Remerciements

Je suis les liens que je tisse avec les autres.
Albert Jacquard

À mon homme, qui m'accompagne et me supporte depuis toutes ces années. J'en suis tellement fier.

À mes parents, pour m'avoir toujours soutenu et encouragé avec amour et pour avoir, je l'espère, fait un homme de votre fils.

À Martin Winckler, pour avoir écrit *La Maladie de Sachs* lorsque j'étais en sixième année, pour le poil à gratter, pour les chemins défrichés, pour l'amitié partagée et pour l'honneur de cette préface.

À Christophe Achard, Bambiii, BlaguiBlago, Boulet, le Burp, Camomille, Derek, David Gilson, Gérald Guerlais, Laurel, Mipou, Sess, Wayne et Yann Wehrling, pour avoir accepté avec enthousiasme de participer à ce projet. Lorsque je me contente d'essayer d'adoucir un peu la vie, vous faites mieux : vous la rendez plus drôle et plus belle.

À Frédéric Thibaud, pour m'avoir écrit un jour : *Je suis éditeur et je trouve votre blog passionnant.*

À mon frère, à Petra et aux enfants, pour savoir qu'il y aura toujours un port d'attache *là-bas*.

À ma mémé, qui me répétait lorsque j'étais petit : « Plus tard, tu seras un savant. » Je suis sûr qu'elle serait très fière aujourd'hui.

Aux amis qui ont bien voulu participer à la relecture de mes textes : Fabien et Marc, Céline et Benoît, Émilie et Pierre, Sébastien, Benoît et Vivien, pour votre patience, pour l'œil aiguisé. Et pour votre amitié, tout simplement.

À mes amis des combats associatifs, syndicaux ou politiques, une page que j'ai tournée il y a quelques années. Je continue d'une autre manière, plus modeste et quotidienne.

À mes frères et sœurs d'Humanité, pour le chemin parcouru, pour les valeurs partagées, pour m'avoir fait grandir.

Aux lecteurs et commentateurs de mon blog, pour avoir enrichi ma réflexion, pour m'avoir poussé à continuer à écrire, pour m'avoir tendu un miroir même quand le reflet ne me plaisait pas tellement.

À tous mes amis blogueurs et twitters, pour l'amitié partagée, les conseils, le soutien dans les moments difficiles et les combats communs. Aux médecins parmi eux, parce que vous êtes l'honneur et l'avenir de la médecine. La liste est bien longue, et j'avais trop peur d'en oublier : vous vous reconnaîtrez. Mention particulière tout de même pour Jaddo, ma « grande petite sœur », pour la complicité et pour avoir été l'étincelle.

Aux patients que j'ai croisés et, je le souhaite, soignés. À ceux qui m'ont fait l'honneur de m'accorder leur confiance. À ceux qui ont inspiré certains de mes textes. J'ai changé des détails pour préserver votre anonymat. Si, par hasard, vous vous reconnaissiez ou pensiez vous reconnaître, j'espère que vous ne m'en voudrez pas et que vous comprendrez que je n'avais pour souci que de témoigner, avec respect je crois, de votre humanité et de notre rencontre.

À tous ceux qui ne se résignent pas.